AF366311

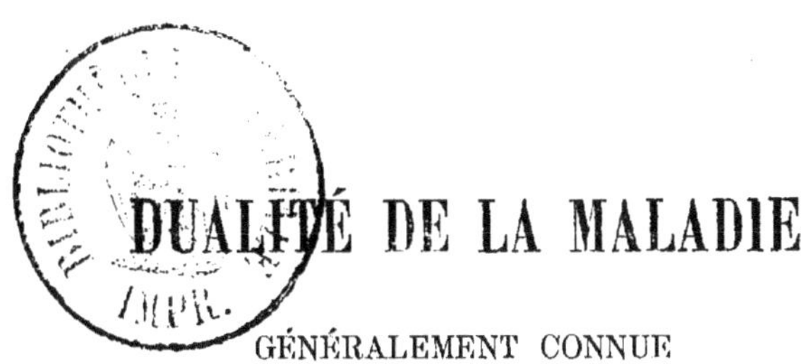

DUALITÉ DE LA MALADIE

GÉNÉRALEMENT CONNUE

SOUS LE NOM DE

FIÈVRE TYPHOÏDE

1867

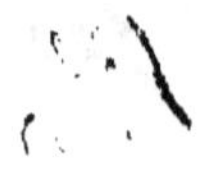

DUALITÉ DE LA MALADIE

GÉNÉRALEMENT CONNUE

SOUS LE NOM DE

FIÈVRE TYPHOÏDE

PAR

J. PAGÈS

DOCTEUR-MÉDECIN DE LA FACULTÉ DE PARIS, ANCIEN INTERNE DES HÔPITAUX DE
CETTE VILLE, LAURÉAT DE LA FACULTÉ DE MONTPELLIER.

> .... Il est bon que ceux qui se
> livrent à l'observation soient convain-
> cus de cette vérité et se rappellent sou-
> vent que le meilleur ouvrage n'est bon
> que relativement à l'époque où il parait,
> qu'il en attend un autre plus exact et
> plus complet.   P. C. A. Louis.

PRIX **2** FRANCS

TOULOUSE

FRANÇOIS GIMET, Libraire-Éditeur,
66, RUE DES BALANCES, 66.

—

1867

Toulouse, imprimerie Pradel et Blanc, rue des Gestes, 6.

INTRODUCTION

Dans la préface d'un livre, qu'on peut à juste titre regarder comme un des monuments médicaux de notre époque, on trouve ces lignes, qui forment comme le frontispice de l'ouvrage et en constituent le caractère le plus saillant :

« Aujourd'hui la confusion a cessé, on reconnaît que les fièvres de Pinel, à part la peste, ne sont qu'une seule et même maladie, dont le caractère anatomique consiste, non dans une inflammation de l'estomac ou de l'intestin (1), mais dans une lésion profonde et spéciale des plaques elliptiques de l'intestin grêle. »

Telle est l'idée fondamentale, à laquelle M. Louis a consacré une longue série d'observations, qui ont contribué à provoquer une véritable révolution médicale en pyréthologie, et ont exercé une telle influence sur la plupart des médecins de notre époque. qu'on ne craint pas de proclamer avec lui, comme une vérité déjà sanctionnée par l'observation et à l'abri de toute atteinte, que sauf la peste, toute fièvre continue n'est que la fièvre typhoïde.

Dès le principe, contre des idées qui semblaient au moins prématurées, c'est en vain que ce sont élevées

(1) Allusion à l'école physiologique.

quelques protestations timides ; c'est en vain qu'on s'est permis de faire observer que quelques-unes de ces fièvres, loin d'être identiques entre elles, présentaient une physionomie tellement différente, une telle diversité d'étiologie, de marche, de durée et de gravité qu'elles avaient frappé les maîtres prédécesseurs de M. Louis, dont le talent d'observation n'avait pu complètement se méprendre ; c'est en vain que dans le camp même des réformateurs quelques bons esprits, frappés de certains faits cliniques, demandaient grâce en faveur de la fièvre muqueuse, qu'ils s'efforçaient de conserver dans leurs cadres nosologiques, en la détachant du typhus, mais sans avoir le courage d'en répudier complètement la parenté ; comme nous le démontrerons plus tard, il ne pouvait en être autrement ; leur hésitation était celle de l'homme, que l'instinct ne trompe pas, mais qui a besoin d'être affermi par les données de la science ; sur le seuil de la vérité qui les sollicitait, et dont ils ne soupçonnaient pas les éléments essentiels ; elle était encore trop loin d'eux, pour qu'ils s'en déclarassent les apôtres ; leur conviction étant incomplète, leurs efforts demeuraient stériles : au reste, par un argument sans réplique, à notre époque, on leur répondait le scalpel à la main, et leur montrant une lésion constante, d'où l'école anatomique devait conclure à une maladie identique, ils s'inclinaient,.... et cette idée proclamée, défendue par l'école de Paris, bientôt, quoique avec des variantes de doctrine, par celle de Montpellier, a été si favorablement acceptée, et a si bien fait son chemin, qu'elle domine et règne paisiblement, non-seulement parmi nous, mais dans les chaires et les enseignements étrangers. En pouvait-il être autrement? La nosographie de Pinel succédant aux arbitraires, mais laborieuses compilations scientifiques antérieures à cet homme de génie, était-elle de nature à satisfaire l'esprit sceptique d'une nouvelle époque? La réaction de nos jours prouve qu'il n'en était pas ainsi. Aussi rien de plus naturel que la faveur avec laquelle furent accueillis les principes d'une doctrine qui, par sa simplicité, se prêtait merveilleusement à la paresse de l'esprit humain. Nouveau Descartes en médecine, un homme, recommandable par un amour de travail et une sévérité d'observations qui lui conciliaient l'estime et la confiance, faisait table rase de ce qu'on avait péniblement entassé avant lui (vieux systèmes qui avaient régné sur les esprits sans les captiver), et substituait à ces vastes monuments de patience et d'érudition, la séduisante doctrine d'une fièvre intestinale, comprenant à elle seule toutes celles dont les auteurs anciens avaient rempli leurs ouvrages ; s'appuyant sur deux héroïques moyens de la médecine moderne, la statistique et l'anatomie pathologique, il léguait à notre génération un système que celle-ci fut heureuse d'accepter avec enthousiasme, comme étant à l'abri de toute discussion.

C'était-il, en effet?

Nous ne le croyons pas, et c'est ici le cas de faire remarquer combien sont dangereux les moyens d'investigation, dont l'homme a su faire les puissants leviers de son intelligence, quand l'esprit ne sait pas les dominer et les soumettre à une saine interprétation.

Aussi frappé, dans le nouveau système de pyréthologie, du peu de solidité de la base sur laquelle on fait reposer l'édifice encore mobile de ce que l'on nomme en général la fièvre typhoïde, convaincu qu'on s'égare dans des sentiers sans issue, pour n'avoir pas su s'engager dans une voie convenable, me sera-t-il permis à moi, praticien ignoré d'une petite ville de province, de me soustraire à l'orthodoxie générale, et tout en professant pour nos grands maîtres l'estime et le respect dus à leurs travaux, me serait-il donné de ne pas encourir le reproche d'une audacieuse témérité, en m'inscrivant contre des idées généralement admises par eux.

Confiant au reste dans les principes de sage indépendance scientifique et de loyauté médicales que je dois à leurs leçons, j'ose me flatter d'avance qu'ils applaudiront à l'essai d'un travail dont le fonds paraîtra peut-être douteux dès l'abord, dont la forme sera nécessairement imparfaite et inhabile, mais qui par l'importance du sujet, la difficulté de l'entreprise, la faiblesse des moyens, le courage de mes convictions, me conciliera peut-être leur indulgence et celle du lecteur.

Loin de moi surtout, d'après certaines divergences d'opinions que je fais pressentir, l'idée de nier les services de l'école anatomique ; docteur de la faculté de Paris, ancien interne des hôpitaux, tour-à-tour élève des Velpeau, Gerdy, Lisfranc, Andral, Piorry, initié de bonne heure aux sévérités anatomiques de Cruveilher, mon cœur et mon esprit ne peuvent oublier ni leur bienveillante sympathie pour la jeunesse, ni leur ingénieuse sollicitude pour les malades, ni la rigoureuse précision de leur enseignement.

Mais tout en m'inclinant devant ces hommes d'élite,

tout en acceptant les conquêtes scientifiques, que nous sommes fiers d'attribuer à leurs travaux, je saurai m'arrêter sur la pente si douce de la reconnaissance.....

Plus circonspect qu'au temps heureux de ma jeunesse, mon esprit moins facile à séduire, se refuse à les accompagner dans la conclusion trop absolue de leurs systèmes.

En garde contre la fascination de leur talent, j'aurai le courage de leur dire : oui, les auteurs anciens, dont vous battez en brèche les doctrines, ont souvent abusé de la synthèse ; oui, ils ont gratuitement surchargé la science d'une foule d'entités morbides dont on a fait justice, et qui ne sont plus aujourd'hui considérées, et avec raison, que comme des états morbides.

Mais je dirai à mon tour à l'école moderne : N'avez-vous pas trop abusé de l'analyse ? et semblable au lapidaire, enthousiaste, dont les regards, à force de scruter toutes les faces d'une pierre muette, s'égarent dans des détails utiles, mais secondaires, et souvent jouets de leur propre imagination se complaisent dans des images fantastiques, œuvres oiseuses de leur esprit fatigué, avec lesquelles ils finissent par s'identifier, ne craignez-vous pas, vous aussi, en vous égarant dans les sentiers obscurs de la science, d'être accusés d'en avoir perdu les grandes voies ? Plus généreux, aussi naïfs, mais plus imprudents que nos confrères d'outre-Rhin, qui ne craignent pas de revendiquer la paternité de certaines idées heureuses qu'ils n'ont pas toujours créées, fiers d'une érudition quelquefois contestée ou équivoque, nous nous lançons à pleines voiles dans leurs plus nébuleuses régions scientifiques. Soyons en garde contre cette tendance de notre esprit, consolons-nous de ne pas toujours inventer ; laissons à d'autres cette funeste manie d'innovations, qui témoigne plutôt l'impatience de la science que le véritable progrès, et tout en acceptant, n'importe de quelle source, le précieux contingent de nos conquêtes modernes, soyons convaincus, malgré le rôle immense qui leur est à juste titre assigné pour l'avenir, que la médecine ne sera jamais toute entière, ni dans le foyer d'un microscope, ni dans un verre à expérience, ni au bout d'un scalpel.

Soyons enfin justes et de bonne foi :

Les anciens ont en général abusé de la synthèse : mais il ne pouvait en être autrement ; ils ne pouvaient pénétrer l'intimité de nos organes ; l'anatomie pathologique est de date récente ; ils n'avaient ni Laennec, ni Bouillaud ; pour y suppléer, privés des moyens d'investigation physique, inventés par l'analyse, ils étaient obligés à être de profonds observateurs.

Nous, plus heureux, héritiers du fruit de leurs longues et laborieuses recherches, nous avons recueilli, classé leurs richesses ; mais abusant de leurs idées fécondes, nous les avons quelquefois morcelées, dénaturées par une analyse intempestive et fautive ; tâchons que dans nos mains elles ne deviennent pas stériles.

Ce préambule déjà trop long pourrait au premier aperçu paraître un hors-d'œuvre. Il n'en sera pas ainsi je l'espère, pour ceux qui voudront bien y reconnaître une crainte bien naturelle, celle d'être accusé de vouloir m'ériger en prôneur des médecins d'un autre âge « travers qui je l'avoue a fait partie de notre époque » et de renier le progrès qui gravite fatalement autour de nous, entraînant ou écrasant ceux qui refusent de le suivre.

Il est possible qu'à la simple lecture des prémices de cet ouvrage, cette accusation paraisse fondée; reculer à Pinel, lorsqu'on a dépassé **M.** Louis!..... exhumer une fièvre muqueuse dont le monde médical ne s'occupait que comme d'une chose oubliée, dont on osait à peine évoquer le souvenir !.....

Je comprends l'appréhension du lecteur; j'espère néanmoins qu'il ne voudra pas me juger sans m'entendre, et je serais satisfait si, après la lecture de cet opuscule, il pouvait me savoir gré, lors même qu'il ne partagerait pas ma manière de voir sur l'idée mère de mon travail, de n'avoir pas trop sacrifié à une antique vénération, ni à une prévention peu légitime contre les hommes de notre époque; s'il reconnaissait enfin que, faisant tous mes efforts pour me garantir d'une aveugle partialité, j'ai su rester dans le vrai.

Et quant à la thèse dont j'ai osé susciter la viabilité (1) et dont le plus grand danger consiste à n'avoir pas un meilleur défenseur, je ne crains pas d'affirmer que, loin de constituer une simple spéculation théorique, elle est peut-être une des questions pratiques les plus importantes qui puisse de notre temps être agitée en médecine, et de laquelle, malgré l'opinion et les efforts de **M.** Louis, la solution complète me paraît encore éloignée.

(1) Nous ferons bon marché d'une question pour nous bien accessoire, celle de priorité : nous sommes certains que bien d'autres avant nous, ont senti l'urgence d'une réforme, et ont avancé des opinions semblables à celles que nous émettons. Je doute néanmoins qu'elles aient été présentées sous les mêmes aspects. Quoiqu'il en soit, nous déplorons l'inanité de ces efforts ; car la confusion qui règne dans la partie de pyréthologie que nous allons traiter, prouve combien l'esprit se complaît dans les idées déjà acquises, et combien il lui est difficile de sortir des vieilles ornières.

Heureux si nous n'étions pas obligés de nous appliquer aujourd'hui ce que Lieutaud disait de son temps au sujet des fièvres : « qu'il n'était pas éloigné
» de penser, avec plusieurs médecins savants, qu'on
» parviendrait difficilement à débrouiller le cahos des
» fièvres essentielles, si l'on m'abandonnait tout ce
» qui a été écrit jusqu'à présent pour travailler d'après
» l'observation sur de nouveaux faits. »

Travailler dans ce but, porter mon modeste appoint pour élucider une question de pyréthologie, serait encore bien mériter de la science et de l'humanité, lors même que le succès ne couronnerait qu'en partie mes efforts.

Nous nous proposons dans le cours de ce travail de prouver :

1° Que la fièvre typhoïde, entité morbide telle que la décrivent généralement les auteurs modernes, n'existe pas : mais qu'elle est le résultat de deux affections réunies ; et que c'est parce que cette distinction n'a pas été faite, qu'on remarque la confusion des écrits, et la divergence des opinions parmi les auteurs qui, de nos jours, se sont occupés de cette matière.

2° Qu'il existe, formant un des deux éléments de cette fièvre, un état putride, typhoïde ou typhique, qui n'est autre chose que le typhus.

5° Qu'il existe, comme second élément, une maladie (fièvre) qui offre comme lésion les caractères anatomiques indiqués dans tous les ouvrages classiques, comme appartenant à la fièvre typhoïde ; second élément qui n'est autre chose, pour nous, que la fièvre pituiteuse ou muqueuse des anciens, fièvre adéno-méningée de Pinel, fièvre assode ou dyspepsique de Gendrin.

4° Qu'il existe dans cette dernière maladie des conditions anatomiques qui expliquent la fréquence, pour ne pas dire la constance de l'affection typhique qui la complique ordinairement, et qui, cependant, n'en sont et n'en sauraient être que l'accident.

5° Que les auteurs anciens, en ne confondant pas

la fièvre muqueuse avec leurs fièvres ataxiques adynamiques, n'étaient pas aussi éloignés de la vérité que les modernes qui les ont assimilées.

6° Que les conséquences de notre nouvelle appréciation sont importantes, puisqu'elles soulèvent des questions d'étiologie, d'hygiène et surtout de traitement dont on doit à *priori* reconnaître l'urgence et l'inévitable connexion. Ces divers points seront traités en autant de parties.

PREMIÈRE PARTIE

La fièvre typhoïde, entité morbide telle que la décrivent généralement les auteurs modernes, n'existe pas : mais elle est le résultat de deux affections réunies ; et c'est pour ne pas avoir su faire cette distinction, que bon nombre d'auteurs récents, traitant de cette matière, ont laissé s'introduire dans leurs savants écrits une confusion regrettable.

La première partie de cette proposition pourra paraître étrange; le médecin praticien pourra difficilement se soustraire au souvenir de ces squelettes vivants, arrachés aux étreintes imminentes de la mort après de longues souffrances, ou plutôt après une longue agonie; les uns luttant encore contre l'épuisement de vastes plaies gangréneuses, les autres s'efforçant de rappeler par les pénibles essais d'une marche titubante, des facultés locomotrices perverties, et souvent par des exercices mnémotechniques, cherchant à réparer le désordre des idées et du jugement; et s'il exerce sa profession dans des contrées où, comme dans le Tarn-et-Garonne, les affections de ce genre sont fréquentes, il se croira en droit de repousser une idée aussi paradoxale dès l'abord, que celle dont nous venons d'énoncer la formule.

Il s'agit cependant de s'entendre : nous accorderons qu'il n'est rien en réalité d'aussi frappant et d'aussi commun dans la pratique que ces affections graves, qu'on ne peut méconnaître même après une aussi rapide description. La symptomatologie en est si alarmante et les phénomènes de la période ultime sont si caractéristiques, qu'elles doivent singulièrement frapper et absorber notre imagination, dans un âge où les impressions, quoique mobiles, sont le plus persistantes : mais si cet âge est celui des croyances imposées par la vigueur des sensations et des sentiments, il est aussi celui des illusions, de la crédulité et de l'erreur : de là sans doute la facilité avec laquelle nous acceptons de toutes pièces un diagnostic consacré, sans réfléchir et sans même soupçonner qu'avant ces phénomènes, si vivement accentués, il en était d'autres qui les avaient précédés.

Observant avec une prudente sollicitude ces malades affaissés sur leur lit de douleurs, tous avec des symptômes si nettement accusés, presque toujours identiques, incapables la plupart du temps, vu l'état de leur intelligence, de répondre convenablement à nos questions, nous respections leur repos et nous glissions facilement sur des détails antérieurs à leur entrée à l'hôpital, peu soucieux de ces antécédents mal accusés, que nous étions portés à regarder seulement comme les prodrômes de la maladie.

Croyant du reste notre diagnostic suffisamment établi, nous ne comptions qu'avec les symptômes actuels, qui constituaient à nos yeux toute la maladie.

Il n'en est pas de même dans la clientèle de ville, surtout parmi les classes aisées : ici le médecin est en général appelé dès le début et voit se dérouler une série de phénomènes insolites qui, dans les premiers pas de sa carrière, ont dû singulièrement frapper sa jeune expérience : c'est ainsi que s'il n'est déjà suffisamment prévenu par la pratique en dehors des hôpitaux, il sera dans ce cas, comme dans bien d'autres, surpris de se trouver en face de certains accidents morbides qu'il n'a plus observés, et qu'il lui est très difficile de classer (1).

Ce sont tantôt des gastralgies à formes bizarres, tantôt des douleurs abdominales de diverse nature, enfin, la plupart du temps, des affections obscures du tube intestinal.

Relativement au sujet qui nous occupe, c'est en général dès le principe une dyspepsie simple ; bientôt lui succède un embarras gastrique ; à celui-ci, suivant qu'il persiste ou que l'intestin y prend une plus large part, vient se joindre la fièvre, qui peut ne durer que quelques jours, ou persister plus longtemps.

Cette fièvre peut prendre certaines formes, certains types ; d'autres symptômes peuvent s'y joindre : une diarrhée rebelle peut succéder à une constipation exceptionnelle, et après un état maladif d'une durée variable, des accidents cérébraux ne tardent pas quelquefois à surgir, changent la scène, et font bientôt craindre pour les suites d'une maladie qui avait débuté par un simple dérangement.

Ici le médecin a pu suivre pas à pas son malade. Et quand arrive le moment critique où l'affection jusques-là bénigne, change tout-à-coup de forme pour prendre un autre caractère, alors il s'aperçoit qu'un nouvel état est venu se sur-ajouter à la maladie première : ce que les anciens exprimaient en disant que la fièvre s'était changée en fièvre maligne : ce que quelques médecins décrivent en parlant d'une *métaptose*, par laquelle ces fièvres se métamorphosent en fièvres typhoïdes ; ce que je définis plus clairement, et d'une manière plus exacte, en affirmant et en prouvant bientôt que pendant le cours de la maladie primitive une nouvelle affection a pris naissance, est venue

____

(1) Si l'inégalité des habitudes dans les diverses classes constitue la diversité des tempéraments, elle doit surtout contribuer à la dissimilitude des maladies.

aggraver la première, qui, sans disparaître, va prendre le second rôle et s'effacer quelquefois. Ce nouvel état qui n'est autre chose qu'une véritable intoxication, nous l'appellerons état typhoïde ou état typhique.

Indépendamment de cet accident, qui n'est heureusement pas inévitable, il est donc facile d'observer :

Premièrement (et c'est ce qui arrive communément) que le malade peut avoir présenté une série de symptômes appartenant non à une seule maladie, mais à plusieurs états morbides divers : c'est ainsi que l'embarras gastrique aura eu son cortége de symptômes, qui n'ont pas été ceux d'une dyspepsie, et encore moins ceux d'une fièvre muqueuse.

Secondement, que ces états morbides ayant leur symptomatologie spéciale, peuvent rester isolés, constituer à eux seuls toute la maladie, comme ils peuvent aussi se succéder, s'aggraver mutuellement, et apportant chacun leur funeste contingent, menacer en définitive les jours du malade.

De telle sorte qu'avant d'aboutir à ce que l'on nomme généralement la fièvre typhoïde, l'on peut s'apercevoir, suivant nous, que le malade a souvent passé par plusieurs affections (acceptées et reconnues au reste dans nos cadres nosologiques), et que ces diverses affections ont été, jusqu'à présent, regardées abusivement comme les périodes ou les étapes de la fièvre typhoïde, depuis le simple embarras gastrique, jusqu'à l'intoxication typhique. Cet embarras gastrique peut avoir paru seul dès le début, régner plus ou moins longtemps avant l'élément fébrile, et celui-ci un temps variable avant d'arriver à une fièvre typhoïde sur la nature de laquelle on est encore si peu d'accord, malgré les efforts de M. Louis et la séduisante doctrine qu'il professe : question d'étiologie qui va former l'objet essentiel de cette monographie.

En résumé, il n'est personne qui conteste, en fait de pyréthologie, ce que l'observation clinique nous apprend tous les jours :

1° Qu'il existe un embarras gastrique ;

2° Que cet embarras gastrique peut se prolonger et provoquer la fièvre ;

3° Que cet état fébrile peut prendre le type rémittent ou continu ; que ces deux états peuvent durer d'une manière indéterminée, et constituer un état grave par leur persistance, sans présenter, toutefois, le caractère de l'élément typhus ;

4° Qu'enfin peuvent survenir tout-à-coup, inopinément, n'importe à quelle période, souvent dès le début, même en dehors de l'état fébrile qu'ils vont faire surgir, des accidents terribles, véritable intoxication, qui impriment à la maladie originelle une physionomie toute spéciale, un caractère autrement grave, et que nous appellerons intoxication typhique ou putride.

Cet état que tout le monde sait reconnaître, malgré la divergence des opinions sur l'étiologie, peut exister encore sans être précédé d'aucun des états morbides dont nous venons de parler, quelquefois indépendamment de toute lésion organique primitive, et alors c'est pour nous le typhus proprement dit (typhus d'emblée.)

Nous nous proposons maintenant de prouver qu'il existe réellement un état typhoïde, typhique ; que cet état est le même que l'état putride, et que toutes ces conditions morbides sont identiques et synonimes de typhus.

Nous examinerons plus tard, pour expliquer les théories étranges qui ont régné jusqu'à ce jour, s'il existe une maladie intestinale à laquelle cet état s'allie le plus souvent par des raisons anatomiques, de manière à ce qu'on puisse le regarder, non comme un accident inévitable et nécessaire, mais comme une complication fréquente et presque habituelle. Nous trouverons là, je pense, la clef de cette confusion, qui rend si obscure, parmi les auteurs modernes, la pyréthologie intestinale, au point de vue qui nous occupe.

Un chapitre sera, en effet, consacré à prouver l'existence fréquente de cette maladie que nous désignerons sous le nom de fièvre muqueuse; et si nous venons à démontrer que cette affection peut parcourir toutes ses périodes, isolée de tout autre état morbide, avec des caractères essentiels; si nous prouvons qu'elle peut être, et reste même souvent indépendante d'une complication typhique avec laquelle elle se combine, il est vrai, dans le plus grand nombre des cas, pour constituer la fièvre dite typhoïde; si nous démontrons que cette dernière affection complexe peut, à son tour, être décomposée en deux éléments, qui sont ceux que nous venons de préciter, nous serons autorisés, je crois, à professer la dualité de la fièvre généralement connue sous le nom de fièvre typhoïde, et nous serons en droit d'attribuer à une doctrine contraire la confusion qui règne dans les écrits de ceux qui se sont occupés de cette matière.

Cette confusion, conséquence fatale d'idées que l'on a laborieusement, mais vainement acquises par suite de principes trop légèrement ou trop naïvement acceptés, n'est-elle pas, en effet, à son comble? Les sciences offrent-elles souvent des contradictions aussi nombreuses et aussi flagrantes? Malgré leurs efforts, les médecins s'entendent-ils sur ce qu'ils appellent leurs fièvres typhoïdes? Ne les confondent-ils pas, par exemple, sciemment, presque systématiquement avec une autre maladie, dont ils craignent d'avouer la dissimilitude, tant ils redoutent d'aborder le problème qui se pose lui-même devant eux avec ses difficultés de solution?

Demandez-leur ce qu'est la fièvre muqueuse ? ce qui la caractérise et la distingue de la fièvre typhoïde ?

Les uns avoueront (et ils auront raison) que la fièvre muqueuse n'est pas la fièvre typhoïde ; mais ils ajouteront (et ils auront tort) qu'elle se métamorphose, se convertit souvent en fièvre typhoïde : ils devraient dire, et c'est, suivant nous, le point capital, que la fièvre muqueuse se complique de typhus.

Les autres déclareront naïvement que la fièvre muqueuse n'est autre chose qu'une fièvre typhoïde légère, avec une prédominance prononcée d'un état diacritique de la muqueuse gastro-intestinale.

Enfin, le plus grand nombre confessera franchement que l'on est dans l'habitude de confondre généralement les deux états qui ne constituent qu'une même maladie, et à laquelle on inflige indifféremment l'une ou l'autre de ces deux dénominations. Quelle étrange ambiguité de langage ! Ne dénote-t-il pas autant de confusion dans les idées ? et ces idées tellement incertaines ne me donnent-elles pas le droit d'affirmer, *à priori*, que la fièvre typhoïde, *telle que la conçoivent les auteurs modernes*, n'existe pas ?

Cette opinion, que d'autres plus autorisés ont émise et bientôt abandonnée, qu'il me soit permis de la reprendre après l'avoir fait précéder de quelques détails critiques. Ils seront de nature, je l'espère, à me faire pardonner cette tentative, peut-être même à me valoir quelques encouragements.

Une maladie, pour mériter d'être légitimement classée en nosographie ; pour avoir, à ce titre, droit de domicile dans les ouvrages de clinique, doit être envisagée aux divers points de vue de l'étiologie, des symptômes, de la marche, de la durée, du traitement, etc.....

Passons en revue ces divers éléments de nomenclature appliqués à la fièvre nommée fièvre typhoïde, et voyons si l'esprit reste satisfait.

ÉTIOLOGIE. La synonimie dans la science médicale est, en général, l'expression étiologique d'une maladie. Plus les idées sont arrêtées sur la nature d'un état morbide, plus la synonimie en est avare et sévère, plus les termes du langage dénominatif en sont réduits, à tel point qu'on peut largement conclure que la richesse en synonimie est une preuve de notre pauvreté dans la connaissance d'un état pathologique quelconque.

Or, qui n'est effrayé des innombrables dénominations dont on a honoré la fièvre typhoïde.

Les anciens, privés du secours de l'anatomie pathologique, l'ont appelée *casus-phrenitis*, *febris ardens*, *continuosa*, *nervosa;* dénominations incomplètes, erronées, bonnes tout au plus pour l'époque à laquelle elles ont été créées; s'appliquant à divers genres de maladies, ne pouvant qu'égarer l'esprit, et prouvant le vague des idées. Dans l'impossibilité de trouver un terme convenable, mieux n'aurait-il pas valu pour eux accepter, comme en nomenclature chimique, des noms insignifiants?

Les modernes lui ont donné le nom de fièvre typhoïde, à cause d'un symptôme particulier qui est loin d'être constant, et qu'on rencontre, au reste, dans d'autres états pathologiques, la stupeur, qui n'est même pas toujours facile à reconnaitre et qu'il est souvent facile de confondre avec d'autres états morbides ou physiologiques, tels que le coma léger ou le simple assoupissement. On l'a appelé dothiénenthérie, à cause des pustules intestinales qui n'appartiennent nullement au typhus, comme nous le démontrerons plus tard, mais à l'autre élément de la fièvre typhoïde, c'est-à-dire à la fièvre muqueuse. On l'a dite fièvre putride, maligne, à cause de sa gravité et de son caractère contagieux et toxique.

L'état putride, caractère important qui formera pour nous le second élément constitutif de la fièvre typhoïde, peut se trouver dans d'autres affections morbides comme complication, ou bien isolé comme dans le typhus; et quant à l'autre expression, toute entité fébrile, grave; toute pyrexie de nature insidieuse et menaçante, n'est-elle pas une fièvre maligne? La fièvre pernicieuse, par exemple?

On l'a appelée ataxique, adynamique. — Mais ce ne sont là que des formes qu'on peut si souvent trouver isolées ou se succédant dans d'autres états morbides.

Nerveuse. — Définition erronée qui ne peut sérieusement nous occuper.

Cérébrale. — Mais on n'exprime qu'un accident éventuel de la fièvre typhoïde : ce terme convient mieux à la méningite, ou à la céphalite, ou aux deux affections réunies (méningo-céphalite).

Angéiotonique. — Personne n'y croit plus.

Méningo-gastrique. — Toutes les affections intestinales, surtout chez les enfants, peuvent s'accompagner d'accidents cérébraux, de délire en particulier.

Adéno-méningée. — La peste n'est-elle pas dans ce cas?

Entéro-mésentérite. — Ce n'est que le résultat d'une altération intestinale qu'on peut trouver ailleurs que dans la fièvre typhoïde.

Fièvre des camps, des prisons. — Circonstances occasionnelles qui désignent et peuvent expliquer plusieurs genres d'intoxication : le choléra n'est-il pas souvent une fièvre des camps?

Entérito-folliculeuse. — On ne désigne que le caractère anatomique de l'un des éléments de la fièvre typhoïde.

Entéro-mésentérite typhoïde. — C'est la dénomination que nous accepterions le plus volontiers, parce qu'elle représente en partie (1) nos idées sur la nature de cet état complexe. Elle indique, en effet, les deux circonstances capitales qui dominent cette affection, sans rien préjuger sur leur dépendance mutuelle.

Ne résulte-t-il pas de toutes les considérations dans lesquelles nous venons d'entrer, au sujet des diverses dénominations dont nous ne donnons qu'une énumération incomplète, que si la synonimie est le thermomètre de l'étiologie en médecine, rien n'est aussi obscur ou illusoire que l'existence de cette fièvre typhoïde, dont le vocabulaire bizarre indique les opinions les plus diverses, souvent les plus contradictoires? Abandonnons ce terrain qui craque sous nos pas.

---

(1) Je dis en partie, parce qu'il surgirait ici une question de doctrine qui importe peu à notre sujet; nous ne nous en occuperons, par conséquent, que d'une manière incidente. L'entéro-mésentérite, ou plutôt l'entéro-mésentérique folliculaire (fièvre muqueuse), est-elle une inflammation, une vraie phlogose de ces organes, dont les antiphlogistiques doivent avoir nécessairement raison? ou bien est-elle une affection toute autre, revêtant, il est vrai, une forme congestive, inflammatoire même dès le début, mais offrant malheureusement, plus tard, un tout autre état organique, rebelle aux émissions sanguines? est-elle, enfin, un état tout local, ou bien une entité morbide, *totius substantiæ*, avec ses phases constantes et ses périodes définies?

Nous laisserons, pour le moment, à d'autres la solution de ces questions.

Maladie locale, l'entéro-mésentérite folliculaire est susceptible de présenter la forme endémique, épidémique.

Maladie générale, elle est susceptible des mêmes formes. Quel intérêt aurions-nous, par conséquent, à résoudre ces questions de doctrine, puisqu'elles sont indifférentes à notre thèse? Si elle devient contagieuse, c'est que le typhus est venu s'y réunir. La fièvre typhoïde est alors confirmée.

Serons-nous plus heureux en symptomatologie ? Hélas ! non ; le désordre des idées est encore ici tellement grave, qu'il faut plus que de la bonne volonté pour s'entendre.

Nous voyons, en effet, décrire, comme éminemment importants pour les uns, des symptômes que d'autres non-seulement regardent comme de second ordre, mais qu'ils ne dédaignent même pas de passer sous silence.

Les uns font débuter la maladie à une période même anté-prodromique, les autres ne la font dater que d'une époque où certains caractères, tels que l'épistaxis, ou les taches dermiques ont commencé.

Pour certains, la marche en est aiguë, rapide; par le plus grand nombre, la fièvre typhoïde est regardée comme une affection fébrile, dont la progression est longue, presque chronique.

Les premiers n'accordent à la maladie qu'une durée moyenne de quinze à vingt jours, mettant un plus long délai sur le compte des complications ; les autres ne l'admettent pas moindre de quatre à six septenaires.

Enfin, si nous abordons le traitement, nous arrivons à l'apogée des systèmes les plus contradictoires, les plus étranges, non que nous voulions prétendre qu'on ne guérisse pas, car ce serait nier le but de la médecine, toute problématique qu'elle est quelquefois dans ce cas; mais outre que cet état est un de ceux dont la nature fait parfois les frais de guérison, il est incontestable que les faits les plus heureux sont dus le plus souvent à une médecine empirique, conséquence forcée de nos incertitudes étiologiques.

C'est ainsi que s'expliquent les avantages incontestables dus à diverses méthodes de traitement, dont nous chercherons, plus tard, à déterminer la raison. C'est ainsi que nous ne doutons pas de l'efficacité des saignées coup sur coup, de M. Bouillaud, dans le but de faire avorter la fièvre typhoïde ; mais s'il jugule la maladie, il n'est pas, à notre avis, aussi heureux quant à la solution des objections qu'on peut faire à la manière dont il explique ce résultat.

En résumé, le lecteur ne peut s'empêcher, au point de vue de l'étiologie, de la marche, des symptômes, de la durée, du traitement, etc., de reconnaître l'incertitude et l'obscurité qui suivent tous les pas de ceux qui ont étudié et décrit la fièvre typhoïde, comme une entité morbide.

Aussi ne faut-il pas s'étonner si leur diagnostic se ressent parfois de cette hésitation ; si leur synonimie est si prodigue de dénominations erronées ou contradictoires.

Dans ce dédale vraiment affligeant des théories pyréthologiques dont nous étions inondés, et dont celle de Pinel semblait avoir fait justice, quelle ne dut pas être, nous le répétons encore, la satisfaction de l'école moderne, lorsqu'on vint lui annoncer que toutes ces fièvres n'en formeraient dorénavant qu'une seule, et quand on signala le caractère anatomique qui, appartenant à toutes, témoignait de leur identité.

L'esprit de l'homme, naturellement enclin à la vie contemplative et paresseuse, accepte volontiers les idées qui ne lui coûtent rien. Celle-ci n'eut pas de peine à faire école. Un patronage sérieux ne lui fit pas défaut. De là l'explication de la vogue dont il est difficile d'ébranler la faveur acquise depuis longues années. Mais rien de tout cela ne serait suffisant pour détourner les esprits exacts de réfléchir sur les observations critiques et les points litigieux qui doivent naturellement surgir des considérations qui précèdent.

En admettant la dualité de la fièvre typhoïde, c'est-à-dire en la regardant comme composée de deux éléments distincts, dont l'existence séparée peut être prouvée, serons-nous plus heureux que nos devanciers? ferons-nous cesser cette confusion que nous nous efforçons de signaler, et qui témoigne que leur fièvre typhoïde a encore besoin d'être l'objet d'une étude et d'une révision consciencieuses?

Nous l'espérons; non que nous nous hasardions à résoudre des questions de haute doctrine, qui importent peu à notre sujet; mais si nous prouvons qu'il est vrai que la fièvre typhoïde n'est qu'une pyrexie intestinale (déjà connue depuis longtemps) venant à se compliquer de typhus, on concevra qu'imbus de l'espoir d'établir ce point d'étiologie, nous pouvons espérer d'échapper aux inconvénients que nous venons de signaler.

Tout dépend donc de la démonstration primitive de ce théorème étiologique, qui est le but évident de notre travail. Et si nous arrivons à ce résultat, nous serons ensuite en même (du moins nous l'espérons) de prouver que ce système résiste mieux que les autres aux interprétations et aux exigences scientifiques. Il nous sera facile d'établir encore que cette opinion concilie la plupart de celles que chacun professe, et qui n'auraient pas de raison d'être, si elles ne possédaient leur petit grain de vérité. En sorte que si tous les faits, en définitive, convergent vers la sanction ou la preuve de notre doctrine, alors, mais alors seulement, nous nous croirons en droit de conclure, que pour n'avoir pas adopté la dualité de la fièvre typhoïde, ceux qui ont traité cette matière ont été entraînés dans une confusion dangereuse.

DEUXIÈME PARTIE

Il existe, formant un des deux éléments de la fièvre typhoïde, un état typhique ou putride, qui n'est autre chose que le typhus.

Quand on lit les observations puisées au lit du malade, n'importe dans quelle affection on entend souvent les médecins, quelle que soit leur doctrine, quel que soit leur âge, vous dire que le mal a pris le caractère typhoïde, que la fièvre a passé à l'état putride. Qu'il s'agisse d'une lésion traumatique, qu'on parle d'une affection interne, tous reconnaissent que les malades, à une époque indéterminée, peuvent avoir à lutter contre l'influence d'une véritable intoxication qui est venue les atteindre et qu'ils désignent indifféremment sous le nom de typhoïde, typhique ou putride.

C'est que malheureusement rien n'est, en effet, commun comme cet état grave qui provoquant dans le cours de la maladie des accidents nouveaux, tantôt le coma le plus profond, tantôt le délire le plus violent, ne laisse néanmoins après la mort, aux recherches anatomiques, que des signes insuffisants ou négatifs.

Qu'est-ce donc que cet état typhoïde ou typhique? Suivant nous, et suivant tous les médecins, cet état est le résultat d'une véritable intoxication de l'économie par des agents dont la nature intime nous échappe encore (1), et dont on

(1) La micrographie est peut-être au moment de les signaler.

ne connaît le mode d'action que par les effets désastreux qu'ils provoquent.

C'est en vain que par de longues et laborieuses recherches, nos micrographes ont voulu explorer ce terrain si fertile qui recèle, à n'en pas douter, des découvertes tellement importantes, qu'elles ouvriront peut-être un jour à la science médicale tout un monde nouveau. Rien, malheureusement, n'est encore venu nous donner le secret de ces perturbations profondes qui frappent l'organisme entier.

Espérons néanmoins que la science des Davaine, Mandl, Broca et Pasteur, n'a pas dit son dernier mot sur ces causes morbides, qui transportées tantôt par les aliments ou les boissons, souvent par le contact immédiat, quelquefois par l'athmosphère, pénètrent tous les organes de l'économie : les uns infectent les poumons en s'insinuant jusqu'à l'extrémité des cellules aériennes, les autres s'infiltrant par le tissu cutané, sont absorbées par le système veineux ; la plupart peut-être se glissent dans les intestins, où les absorbants viennent puiser ces germes délétères au lieu d'un chile réparateur. Sous ces influences naissent bientôt les désordres de la circulation, le cœur ne reçoit plus l'excitation salutaire et vivifiante d'un sang normal et modifie ses fonctions ; le cerveau n'est plus stimulé par ce liquide imparfaitement hématosé, et suspend son influence sur la vie animale, de là la perversion des idées et des sensations.... Il n'y a bientôt plus d'harmonie dans la machine vivante, qui frappée dans tous ses rouages, s'en va à la dérive et s'engloutit, incapable de lutter contre les lois dissolvantes de la nature physique.

Ces agents mytérieux et délétères sont ceux de la fièvre typhoïde ; ils sont encore ceux de l'infection putride, que nous nous garderons bien de confondre avec l'infection purulente (1); l'infection putride n'est en effet pour nous que le résultat de l'absorption de matières animales altérées par des ferments morbides et agissant à leur tour comme ces virus auxquels elles ont emprunté leur funeste influence.

Les typhus reconnaissent la même origine, les mêmes causes : c'est la putréfaction des matières organiques qui provoque en général les épidémies typhiques; c'est par des symptômes identiques que se traduisent les phénomènes d'intoxication provenant soit du typhus, soit de la résorption putride, et pour le prouver, mettons en parallèle la symptomatologie de l'un et l'autre de ces deux états, en nous bornant à tracer les caractères pathognomoniques les plus saillants.

Commençons par esquisser le tableau du typhus, et dans les phénomènes morbides qui vont se dérouler sous nos yeux, tachons de reconnaître s'ils sont identiques à ceux de la résorption putride, ou s'ils peuvent en être séparés.

Un des symptômes les plus constants et les plus remarquables est le frisson : commun à la plupart des maladies dont il ouvre la scène, il fait encore moins défaut dans celle-ci (2). Après le frisson, sentinelle vigilante qui nous indi-

---

(1) Les efforts intéressants tentés par les chirurgiens, pour séparer l'état putride de l'infection purulente, peuvent être regardés comme couronnés de succès, à moins, ce qui arrive quelquefois, que ces deux états ne se combinent.

Il n'en est pas de même quant à ce qui concerne la distinction que l'on s'efforce de faire encore entre l'état typhoïde et l'état putride ; malgré l'impossibilité de tracer une ligne de démarcation entre ces deux états, il existe un parti pris de ne pas vouloir les confondre; nous trouvons une preuve de cette obstination à rester dans les voies tracées par l'habitude ou l'influence d'un enseignement antérieur, dans une leçon remarquable de M. Richer à l'hôpital de la Pitié, (*Gazette des hôpitaux*, n° 117, année 1865) ; il s'agit d'un cas de résorption putride chez un malade succombant à une fracture du maxillaire inférieur; l'éminent professeur avoue qu'il aurait volontiers pris les symptômes observés chez son malade, pour ceux d'une fièvre typhoïde, *s'il n'en avait trouvé quelques-uns qui fesaient défaut.*

(2) Parmi les maladies dans lesquelles le frisson joue un grand rôle, nous citerons la fièvre des nouvelles accouchées (fièvre puerpérale) : c'est encore ici pour nous une fièvre d'intoxication miasmatique, et les symptômes se rapprochent telle-

que qu'un dangereux ennemi s'est glissé dans l'économie ,
se prononce la réaction fébrile ; celle-ci témoigne du désordre qui règne déjà dans le système, et des efforts violents
de la nature pour se débarrasser. Le pouls est d'abord dépri-
mé ; le cœur, surpris par l'intoxication, s'est en effet contracté ;
mais bientôt il proteste, et en proie à une suractivité d'action,
il se détend avec violence et rebondit avec énergie sur la
masse sanguine. Ensuite des alternatives d'action et de réaction ou de lutte se prononcent, le visage se colore, les yeux
sont injectés, les organes thoraciques se congestionnent, il y
a de la toux, de l'oppression, la langue blanchit, des nausées, des vomissements se manifestent....

Le cerveau ne reste pas étranger à ce désordre général ; la
céphalalgie est opiniâtre et trahit un certain degré de congestion ; il s'endort et suspend en partie les fonctions de la
pensée : il laisse le malade dans un état particulier qui le
rend étranger à tout ce qui se passe autour de lui, et qu'on
désigne sous le nom de stupeur, symptôme tellement caractéristique du typhus ou de l'infection putride, qu'il a fourni
l'expression par laquelle on désigne cet état morbide.
Bientôt arrivent des épistaxis, le plus ordinairement une éruption de tâches qu'on doit savoir reconnaître, prenant tantôt

---

ment du typhus, que les auteurs se sont crus en droit d'admettre comme fréquente
une fièvre puerpérale à forme typhoïde. De plus M. Dubois, si réservé pour tout
ce qui a l'air de pure théorie, ne craint pas de reconnaître la possibilité d'un état
putride comme origine de la viciation du sang, sans admettre néanmoins que ce
soit la cause unique, la putréfaction de quelque caillot retenu dans la cavité utérine,
et même encore des bouchons de sang coagulé qui ferment les orifices veineux
béants à l'intérieur de l'utérus, donnent lieu, dit-il , à la formation de quelques
produits toxiques dont une seule molécule une fois en contact avec le sang abondant encore dans les tissus joue le rôle d'excitateur dans ce liquide. si disposé par
la nature à se prêter à toutes les transformations, et peut-être, dit le célèbre accou-
cheur, en est-il de cette molécule qui est un produit de la décomposition du sang,
comme de la levûre qui est un produit de la décomposition du gluten : introduite
dans ce liquide qui en contient les éléments, elle s'y reproduit de proche en
proche par une série de décompositions successives , d'où résulte une intoxication générale.

la forme de simples papules légèrement saillantes et arrondies (taches rosées lenticulaires), tantôt celle de petites ecchymoses noirâtres et déprimées appelées pétéchies.

Enfin la peau devient âcre au toucher et terreuse, c'est déjà le signe que la circulation capillaire commence à se pervertir.

Bientôt le pouls prend de la fréquence, il perd de sa force, à tel point qu'il devient insensible, les narines sont pulvérulentes, et les gencives se couvrent de fuliginosités. Sur ces entrefaites les organes les plus importants à la vie, et surtout les plus vasculaires, se congestionnent d'une manière passive, leurs fonctions s'altèrent ; et suivant que ce sont ceux de la vie organique ou de la vie animale qui sont le plus atteints, on assiste à des désordres qui trahissent leur altération respective. Avec l'orthopnée, qui indique la congestion des poumons ; avec l'incontinence des urines et des matières alvines, qui témoignent que les voies urinaires et le gros intestin se paralysent, surviennent le coma et le délire ; bientôt enfin les forces opprimées traduisent leur défaite par des escharres aux téguments péri-osseux, des abcès aux points adipeux ou glandulaires ; c'est ici le moment critique ; l'homme de l'art peut encore être puissant s'il sait faire pencher la balance, rien n'est désespéré ; si le virus morbide a fait perdre beaucoup de forces, il peut avoir épuisé les siennes.

L'expérience prouve que même sur le bord de la tombe, on ne doit jamais perdre tout espoir dans les maladies typhiques.

Tel est le tableau à peu près fidèle de la plupart de ces affections : que la cause directe provienne soit de l'influence de certains infusoires microscopiques dont pour beaucoup l'existence est encore problématique, soit d'un agent de nature animale (miasmes déjà putrifiés ou en travail de décomposition), ce sont toujours les mêmes phénomènes, dont les variétés se succèdent avec des modifications qu'il faut néanmoins reconnaître et qui dépendent soit de l'intensité du mal, soit de la résistance du malade, depuis ces attaques subites et violentes dont l'histoire des typhus nous offre tant d'exemples, jusqu'à ces cas légers, indécis, où il est permis d'hésiter avant d'asseoir un diagnostic.

Après la description étiologique et symptomatique que nous venons de tracer et dont l'ensemble constitue le typhus, affection de tous les temps, de tous les lieux, faisant époque dans toutes les calamités des grands peuples, portons notre esprit sur celle de ce qu'on appelle l'état putride, l'intoxication putride; ou mieux, pour abréger le temps et ne pas nous répéter, ouvrons le premier ouvrage classique où soient traitées l'étiologie et la symptomatologie de cet état morbide. Qui ne restera frappé de l'identité de ces caractères et dans le typhus et dans l'état putride? qui ne sera convaincu qu'ils spécialisent le même état pathologique sous deux dénominations différentes?

Le lecteur nous dispensera donc de faire la symptomatologie des affections putrides. Elle ne ferait que nous induire à une description nouvelle, longue et fastidieuse des symptômes que nous connaissons déjà; et si l'on croit à des lacunes ou à des omissions importantes et regrettables, on peut facilement, avons-nous dit, y suppléer en faisant appel aux ouvrages qui traitent de la matière; alors on se convaincra de plus en plus, en faisant le parallèle des affections typhoïdes et putrides, que leur identité complète ne permet pas de les séparer.

Par conséquent, force est de reconnaître que le typhus et l'état putride ne constituent en réalité qu'un même état d'intoxication, dont la cause la plus fréquente réside dans les vastes agglomérations d'hommes où il puise ses éléments per-

nicieux. Ils sont dus, comme nous l'avons déjà dit, à des ferments qui se développent aussitôt que l'homme est exposé à
des conditions d'encombrement et de misère. Ces conditions
physiques ne sont pas, il est vrai, les seules qu'on puisse
invoquer : il en est d'autres qui viennent s'ajouter à ces
fâcheuses constitutions hygiéniques, et jouer un rôle incontestable mais d'une autre nature. Nous faisons allusion aux
causes morales (1).

N'a-t-on pas remarqué, en effet, que c'est surtout dans
les armées qui ont essuyé des revers qu'on voit sévir le
typhus, tandis qu'on l'a vu jusqu'à un certain point épar-
gner les troupes victorieuses qui ne jouissaient pas de meil-
leures conditions physiques. C'est ainsi qu'on le voit tous
les jours, dit M. Dalmas, décimer des populations qui,
comme l'Irlande, présentent dans les basses classes une
détresse et un désespoir qu'on ne rencontre que là; « exté-
nuées par les travaux les plus rudes, gagnant à peine de quoi
pourvoir à leur subsistance, exposés presque nus aux inju-
res de l'air, des milliers de malheureux y rencontrent toute
l'année l'aiguillon de la faim; couchant la nuit dans des
réduits étroits dont l'air n'est presque jamais renouvelé et
où *les plus tristes pensées* les poursuivent sans relâche,
qu'y a-t-il d'étonnant de voir épidémiquement régner le
typhus dans ces contrées malheureuses ? »

Nous ne nous étendrons pas davantage sur ces considérations concernant les causes du typhus et des affections
putrides. Nous pouvons hardiment soutenir qu'elles sont les
mêmes; et quant à la symptomatologie, nous pouvons défier
nos contradicteurs de trouver des caractères suffisants pour
établir un diagnostic différentiel.

---

(1) A vrai dire, ces causes pourraient rentrer dans les premières. Le tube intestinal ne reste pas impassible pendant les tortures morales ; les produits en sont
viciés.

Si nous ne devions nous imposer des limites dans un travail qui doit être restreint à la solution d'une question spéciale, ce serait le moment de parler de la contagion. Mais outre que ce sujet se trouve traité partout ailleurs avec plus de science que nous n'en possédons, nous nous abstiendrons d'un thème aussi vaste, nous bornant à affirmer que, sous ce rapport même, le typhus et l'état putride ne peuvent être séparés. Qui ne sait combien est contagieuse la pourriture d'hôpital? Mais il est un autre ordre de preuves concernant l'identité des typhus et des affections putrides qui ont pour nous d'autant plus de valeur, que ce sont celles qu'on invoque le plus volontiers de nos jours (nous entendons parler des témoignages nécropsiques).

Eh bien, la science peut encore avancer que les désordres anatomo-pathologiques observés à l'autopsie des malheureux succombant à l'une ou l'autre de ces affections sont les mêmes, c'est-à-dire qu'ils sont dans les deux constamment négatifs, et que le cadavre muet ne nous indique dans les solides ou les liquides que des lésions profondes d'une gravité en rapport avec les organes lésés, mais qui n'ont rien de spécial ni de caractéristique.

Nous ne pouvons mieux faire que de mettre sous les yeux du lecteur les lésions diverses observées dans les deux cas :

Typhus (1).	**Etat putride.**
Si la mort est prompte, caractères anatomiques nuls. .	Idem.
Tendance du cadavre à la putréfaction.	Idem.
Traces de pétéchies sur la peau.	Idem.
Congestions fréquentes dans. . . . . (l'encéphale.	Idem.
les poumons.	Idem.
la rate qui est ramollie. . .	Idem.
les reins, le foie.	Idem.
Altérations diverses de l'intestin.	Aldem.
Sang d'un noir foncé.	Idem.

Qui ne voit, dans ces deux tableaux comparatifs puisés

____

(1) Difficiles à apprécier, lorsque la mort a lieu dès le début, ces altérations organiques deviennent plus manifestes à une époque plus avancée et se traduisent par une multitude de désordres de toute sorte.

l'un et l'autre dans les meilleurs auteurs, la similitude des lésions pathologiques? Qui peut se refuser à présumer que des désordres identiques doivent être provoqués par des causes semblables ou par des agents de même nature, agents terribles qui frappent le système économique tout entier sans laisser néanmoins des traces capables de révéler leur essence ou leur mode d'action.

Nous ne pouvons différer davantage dans un chapitre consacré presque tout entier à prouver l'identité du typhus et de l'état putride, de parler d'un état organo-pathologique dont l'omission toute volontaire aura frappé le lecteur, et dont nous ferons plus tard l'objet d'un développement spécial, vu l'importance qui s'y rattache.

En effet, à propos des lésions diverses de l'intestin, nous avons passé sous silence l'altération des plaques de Peyer et des glandes mésentériques.

Cependant on est aujourd'hui convenu de regarder cette lésion comme le caractère pathognomonique de la fièvre dite typhoïde. Suivant l'école moderne, il lui est même tellement indispensable, que non-seulement il en prouve l'existence, mais qu'il en indique encore la période, la gravité; et dans le cas où on ne l'aurait pas rencontré, il serait indubitable qu'il aurait été méconnu, ou bien que le diagnostic aurait été fautif, ou bien encore que l'on serait tombé sur un de ces cas extrêmement rares, assimilables aux scarlatines sans trace de taches dermiques, aux varioles sans éruptions pustuleuses (*variola sine variolis*).

Or, comme suivant la même doctrine représentée par M. Louis, le typhus n'est autre chose que la fièvre typhoïde, il s'ensuit que l'altération des plaques de Peyer est aussi le signe anatomo-pathologique du typhus.

Voyons s'il en est ainsi : Dans la description du typhus épidémique qui exerça de grands ravages dans le bagne de Toulon, M. le docteur Willars, dont l'attention était prévenue sur ce point, ne trouva néanmoins jamais la moindre plaque gauffrée dans les intestins. Dans une autre épidémie sévissant à Rochefort, plusieurs autres médecins, Twedie, dans la cyclopie anglaise, MM. Fleury, Héraudron, Pélicot émettent la même opinion. Tous ont fait des recherches infructueuses à ce sujet, et ont trouvé les plaques de Peyer si exceptionnellement malades, qu'ils ont conclu, quand ils les ont rencontrées atteintes, à une erreur de diagnostic, ou bien (et suivant notre système ils étaient dans le vrai) à une complication.

Que répondre en face de ces résultats et de ces observations de la part d'hommes dont la valeur et la véracité ne sauraient être contestées (1)?

On objectera une seule chose qui prouve une cause désespérée, c'est que ces typhus n'étaient pas le véritable typhus.

On trouve, en effet, dans l'ouvrage de M. Louis, que je me plais à citer parce qu'il résume si bien la science au point de vue qui nous occupe, des efforts dignes d'une meilleure cause, pour se persuader qu'il existe un typhus (typhus Fewer des Anglais) qui non-seulement n'est pas la fièvre typhoïde, mais qui forme une espèce de typhus à part.

Tournant avec habileté à son profit la force des arguments qu'on peut puiser dans les autopsies de M. Gérard, à Philadelphie, il comprend néanmoins le poids écrasant de ces

---

(1) Je n'ignore pas que des médecins plus modernes ont soutenu l'existence des lésions folliculaires dans les épidémies de typhus : les médecins militaires, en Crimée, sont de ce nombre. Je crois ces Messieurs dans l'erreur : leurs typhus n'étaient pas un typhus d'emblée, mais de véritables fièvres typhoïdes.

témoignages nécropsiques, et se résignant à faire une exception en faveur du typhus Fewer dans lequel on n'observe jamais l'altération des follicules et qui gêne si fortement sa théorie, il ne trouve rien de plus commode que d'en faire un typhus spécial, et cherche, en torturant la symptomatologie, des preuves à sa manière de voir.

Malheureusement pour l'illustre écrivain, les faits ne se plient pas aussi facilement qu'on le désire aux combinaisons ou aux caprices des hommes; et malgré le talent de M. Louis, malgré la séduction que son autorité a pu exercer sur des médecins d'élite, il ne pourra jamais, pour le bien de sa cause, parvenir à créer de toutes pièces un typhus particulier; et s'il est vrai que le typhus ait présenté quelques anomalies, comme veut bien l'admettre M. Shattuch, à Londres, il faut les expliquer en acceptant les propres assertions de M. Louis, auxquelles nous reconnaissons une grande sagesse : « Il arrive, dit-il, tous les jours que l'expression symptomatique d'une maladie est plus ou moins altérée quand elle règne sous forme épidémique. » Pour nous, nous pensons, avec des autorités fort compétentes qui ne partagent pas les opinions de M. Louis, que le typhus Fewer (ce fait est je crois aujourd'hui unanimement reconnu) des Anglais, non-seulement ne constitue pas une maladie différente du typhus, mais qu'il offre au contraire de telles analogies, qu'il est impossible de l'en séparer. Nous croyons en outre pour celui-ci comme pour les autres, que l'absence des lésions des plaques de Peyer et de l'altération des glandes mésentériques, est une preuve des plus concluantes de son identité avec les autres affections typhiques ou putrides.

Cependant il est incontestable que ces altérations se remarquent presque toujours dans les fièvres appelées fièvres typhoïdes. Si ces lésions n'appartiennent en propre ni à ces dernières fièvres, ni au typhus ou à l'état putride, il faut nécessairement qu'elles se rattachent à un autre état morbide, puisqu'elles sont constantes dans les fièvres qu'on appelle graves. Nous sommes donc obligés dans ces maladies de soupçonner, ou plutôt d'admettre une complication qui va nous occuper, et qui jusqu'ici a été confondue avec ce qu'on appelle l'entité typhoïde.

En résumé nous croyons avoir démontré qu'il est en pathologie trois dénominations qui indiquent le même état morbide. Ces dénominations : état typhique, état typhoïde, état putride, sont synonimes, comme leur objet. Se compliquant de réaction fébrile, rien ne s'oppose à ce qu'on les nomme fièvres putride, fièvre typhique, fièvre typhoïde, en nous réservant toutefois de ne pas les confondre avec la fièvre typhoïde, telle que la comprennent les auteurs.

Nous croyons encore avoir prouvé que ces états pathologiques n'offrent aucun caractère anatomo-pathologique spécial, et que c'est une erreur féconde en conséquences graves qui a fait revendiquer pour eux des altérations morbides, appartenant uniquement à une autre affection dont l'étude va être l'objet du chapitre suivant.

TROISIÈME PARTIE

——

Il existe une maladie (entéro-mésentérite, fièvre follicu-leuse) ou fièvre entéro-mésentérite qui, pour nous, n'est autre chose que la fièvre muqueuse des anciens, l'adé-no-méningie de Pinel, la fièvre assode ou dyspepsique de M. Gendrin, et qui offre dans l'intestin des caractères morbides parfaitement décrits par les auteurs moder-nes, à l'occasion de leurs fièvres typhoïdes.

Quel que soit notre désir de marcher avec le progrès et de suivre notre époque, quelle que soit surtout notre réso-lution de ne pas rentrer dans de vieilles discussions de doctrine, nous ne pouvons néanmoins, sous peine d'une véritable félonie scientifique et d'une coupable ingratitude, laisser dormir dans l'ombre comme des élucubrations men-songères et fantastiques, des idées théoriques où nous avons puisé le germe de notre travail, souvent des matériaux pour le poursuivre, et quelquefois l'encouragement et le désir de l'achever (1).

(1) On ne sera pas étonné si dans le cours de nos divers articles nous faisons de larges emprunts à M. Gendrin. Son ouvrage longtemps médité a contribué à nous conduire vers le système que nous offrons aujourd'hui à la discus-sion ; sous plusieurs aspects il a l'air de se rapprocher beaucoup des opinions du médecin de la Pitié, mais il s'en éloigne cependant essentiellement dans la partie qui forme l'idée-mère de notre œuvre. C'est néanmoins en méditant surtout une phrase de ce clinicien profond, que nous avons été frappé d'une pensée dont quinze ans d'expérience nous ont appris l'exactitude. « Nous ne

Nous faisons allusion à l'ouvrage d'un véritable observateur, qui dans une nomenclature et une classification, peut-être moins élémentaire qu'il ne le pense, des maladies de l'intestin, nous a tracé de main de maître la marche des affections gastro-intestinales, la liaison qu'elles ont entre elles et la manière dont elles se déroulent et se succèdent.

Suivant M. Gendrin, les diacrises intestinales hypercritiques provoquent deux espèces de dispepsies :

Les dispepsies muqueuses ou nidoreuses ;

Les dyspepsies ascescentes ou cardialgiques.

Il n'entre pas dans la nature de ce travail de critiquer ou de légitimer cette division philosophique, qui pour nous est le résumé d'une vaste et profonde conception médicale.

Nous passerons sous silence les dyspepsies ascescentes ou cardialgiques qui comprennent toutes les affections nerveuses de l'intestin, et surtout de l'estomac : nous ne nous occuperons que des dyspepsies muqueuses ou nidoreuses qui rentrent dans notre sujet.

Nous serons bref quant à ce qui regarde la dyspepsie muqueuse apyrétique : nous dirons seulement que c'est dans cet état dyspepsique que nous rangeons l'embarras gastrique, tout en faisant observer que c'est là le principe et le premier degré des affections de l'intestin qui prenant une marche progressive, s'aggravent quelquefois promptement et constituent souvent divers genres de maladies.

Nous nous hâtons d'arriver à cette forme de dyspepsies pyrétiques, qui va former, pour ainsi dire, le canevas des fièvres intestinales dites graves, et que nous appellerons

pouvons signaler trop tôt, et avec trop d'insistance, dit-il, les différences de maladies que beaucoup de médecins confondent comme les degrés d'une même affection, sous les noms de fièvre typhoïde, fièvre muqueuse et entérite folliculeuse : on ne peut assez prémunir les jeunes médecins contre ces déplorables erreurs qui leur réservent de si cruels mécomptes dans la pratique..... »

avec Gendrin fièvre dyspepsique, fièvre muqueuse, et nous dirons avec son école, qu'il y a fièvre muqueuse, toutes les fois qu'aux symptômes de la diacrise gastro-intestinale se joindront les phénomènes réactionnels de l'état fébrile : la maladie (diacrise) reste identique au fonds, mais il s'y est ajouté un élément très important, la fièvre, susceptible à son tour de donner à l'affection un assez grand nombre de formes, principalement à cause de la variabilité de son type.

Parmi ces types nous observerons le type éphémère, le type intermittent et rémittent, le type continu ; nous reviendrons sur ces divers types, dont le plus fréquent dans nos contrées est le rémittent ; c'est par conséquent la fièvre rémittente muqueuse qui sera spécialement l'objet de nos études et de notre description. La fièvre rémittente bilieuse est une autre forme, mais qui ne nous paraît indispensable qu'au point de vue de la thérapeutique, et qui sous tous les rapports ne peut apporter aucune modification au système étiologique, que nous offrons à la discussion ou à la sanction des médecins.

FIÈVRE MUQUEUSE (ADÉNO-MÉNINGÉE).

La fièvre muqueuse, comme nous l'avons déjà fait pressentir, n'est pour nous que la fièvre entéro-mésentérique.

Pour le prouver, nous n'avons qu'à décrire et comparer les symptômes de l'une et de l'autre, et cette description nous l'emprunterons d'abord à la pathologie de l'enfance ; c'est l'âge en effet où les maladies se présentent avec leur vive expression symptomatique, et si je puis m'exprimer ainsi, dans leur plus grande nudité. « Après quelques jours d'un malaise indéterminé, qui se reconnaît souvent à l'air abattu et au caractère irritable de l'enfant, la fièvre débute par de la chaleur à la peau, une assez grande fréquence dans le pouls, une empreinte d'abattement prononcé sur la face; aux nausées qui se reconnaissent surtout aux tremblements des lèvres, aux mouvements de contraction des commissures de la bouche, se joignent le plus souvent des vomissements; cependant la fièvre croît et l'enfant semble d'autant plus abattu, qu'elle est plus vive. Il tombe dans un espèce d'assoupissement et a souvent des mouvements comme spasmodiques. La fièvre persiste d'abord sans rémissions, ni exacerbations évidentes. »

Les symptômes dyspepsiques consistent dans la présence d'une couche saburrale blanchâtre sur la langue qui est molle et humide, sans chaleur anormale au toucher; l'odeur acide et même fétide de l'haleine, des nausées, des vomissements, le refus de l'enfant de téter ou de boire, qui indique son dégoût pour tous les aliments; le petit malade a des secousses rares de toux sèche, non quinteuse, dont l'état des organes thoraciques ne rend pas toujours compte ; le ventre est tendu et à demi météorisé à la région épigastrique, les intestins sont le siége de borborygmes très fréquents; l'enfant rend des flatuosités fétides, ou des selles mucoso-bilieuses verdâtres. Les accidents persistent ainsi d'abord pendant deux jours et sans rémission évidente, ils diminuent ensuite d'intensité ; des évacuations alvines ordinairement verdâtres se produisent deux ou trois fois par jour, la fièvre diminue, ou s'interrompt pour recommencer dès le soir ou la nuit suivante; le retour des paroxysmes est souvent marqué par le retour des nausées et des vomissements.

Il n'est pas rare de voir la fièvre muqueuse rémittente débuter sous une forme continue, dont la durée est plus longue que ne l'indique cette description ; d'autrefois, au contraire, la forme continue succède à la forme rémittente. Quoique la fièvre muqueuse de l'enfance soit une maladie aiguë, qui ne dépasse pas trois ou quatre septenaires, il n'est toutefois pas rare de la voir revêtir une marche chronique ; la fièvre hectique en est souvent la suite, surtout à l'occasion du sevrage, et l'on désigne cette fièvre, qui à l'époque de la dentition surtout fait tant de victimes, sous le nom de fièvre muqueuse hectique des nourrissons.

Il nous reste actuellement à traiter une question importante de la fièvre muqueuse, qui consiste à décrire l'anatomie pathologique de cette affection ; nous empruntons les détails qui vont suivre à l'excellent ouvrage de M. Barrié.

La lésion des cryptes muqueux est le plus important des caractères anatomiques parce qu'elle doit être regardée comme constante, quoique variable par le degré auquel elle existe et par son siége.

Les follicules intestinaux sont peu apparents à l'état normal. (Evidemment Peyer, qui croyait le contraire, était dans l'erreur.) Cet tat est toujours pathologique et dû à la tuméfaction des cryptes muqueux soit isolés, soit agminés.

Les premiers se montrent sous la forme de grains lenticulaires, faisant corps avec la membrane muqueuse, ordinairement plus ou moins saillants à la surface, quelquefois n'en dépassant pas le niveau, et paraissant situés au-dessus d'elle.

Les cryptes de la seconde espèce, c'est-à-dire les plaques de Peyer, présentent des altérations semblables, elles sont tuméfiées, proéminentes au-dessus du niveau de la muqueuse ; leur forme ovalaire, quelquefois arrondie, aussi bien que leur siége presqu'exclusif dans l'iléum, surtout près de sa terminaison au cœcum, sont des circonstances bien connues, sur lesquelles il est inutile d'insister (1).

Les liquides contenus dans l'intestin sont en général formés d'un mucus épais, qui quelquefois étalé sur la muqueuse, constitue un conduit pseudo-membraneux, et qui d'autres fois expulsé pendant la vie du malade sous forme de pellicules, prend parmi le vulgaire le nom de râclures de boyaux. Dans ce liquide (2) se trouvent souvent baignés des vers lombrics qui trouvent dans ces conditions de putridité des circonstances bien propres à leur génération et à leur développement.

D'après la symptomatologie déjà décrite, et d'après les détails anatomo-pathologiques qui l'ont suivie, on comprend l'impossibilité de séparer la fièvre muqueuse chez les enfants, de l'affection que d'autres décrivent sous le nom de fièvre entéro-mésentérique(3); c'est donc sous les mêmes dénomi-

(1) On comprend qu'il est impossible que l'inflammation soit complètement étrangère aux altérations que nous décrivons; il existe en effet presque toujours sur le cadavre des traces non équivoques de phlogose dans la muqueuse intestinale. L'injection sanguine forme en général autour des follicules mucipares des stries rayonnantes d'un rouge vif, et dont l'ensemble représente une espèce de zone autour du follicule. Il ne faut pas au reste juger de l'inflammation folliculaire ou perifolliculaire, par les traces qu'on peut découvrir sur le cadavre. On sait que sur les muqueuses et surtout sur les muqueuses intestinales, les traces de phlogose disparaissent souvent après la mort. L'ulcération des glandes mucipares ne s'y remarque en général que d'une manière exceptionnelle et quand la fièvre a pris le caractère typhique; il doit en être ainsi comme nous l'expliquerons plus tard, car ce sont ces ulcérations qui concourent le plus puissamment à verser dans l'intestin des produits s'altérant promptement, pour prendre le caractère putride Bientôt absorbés, ils sont la source d'une intoxication générale. L'absence d'ulcérations explique dans la fièvre simple muqueuse, l'absence de l'engorgement des glandes mésentériques.

(2) Suivant les uns les vers intestinaux trouvant dans l'intestin malade les conditions favorables à leur évolution, s'y développeraient et mourraient ensuite sous l'influence des divers agents de médication employés; suivant d'autres, au contraire, les vers mourraient et sortiraient parce que le nouvel état morbide de l'intestin ne permettrait plus ni leur existence ni leur développement : nous n'avons pas une idée arrêtée à ce sujet.

(3) Nous nous servirons indifféremment des noms de fièvre entéro-mésentérique ou simplement d'entéro-mésentérite ; nous n'ignorons pas qu'il y a là toute une question de doctrine, qui ne nous importe pas pour le moment.

nations indifféremment, que nous désignerons cet état morbide, que nous allons rencontrer chez l'adulte avec une seule modification, mais tellement importante, qu'elle nous servira à expliquer la fréquence de l'état typhoïde chez l'individu à partir de la première enfance, et sa rareté dans la fièvre muqueuse du plus jeune âge.

Cette différence toute anatomique consiste chez l'enfant en bas âge, dans l'absence de l'ulcération des plaques de Peyer ou des follicules de Brunner, et par suite dans cette observation qui pour nous en est presque une conséquence, observation faite par tous les praticiens, qui constate l'exception presque constante de la fièvre typhoïde à cet âge (1).

Pourquoi la rareté de l'ulcération intestinale? est-ce parce que l'enfant nourri d'une substance alimentaire toujours homogène, n'est pas affligé d'une phlogose assez intense pour en arriver jusqu'à l'ulcération des glandes mucipares? est-ce encore parce que le follicule qu'on rencontre quelquefois engorgé, parvenu à l'état de maturité, n'est pas déchiré, comme chez l'adulte, par les matières demi solides qui parcourent le tube intestinal? est-ce encore parce que le crypte mucipare n'a pas une contexture anatomique suffisante pour faire les frais d'une vraie congestion, et partant d'une ulcération consécutive? Ce sont là autant de problèmes que nous n'avons pas la prétention de résoudre; mais reste le fait acquis, celui de l'absence d'ulcérations intestinales, et (conséquence pour nous inévitable) celui de l'immunité de la première enfance pour la fièvre typhoïde, ou plutôt pour l'état typhique. Nous aurons lieu de revenir plus tard sur ces considérations.

(1) On cite à peine quelques observations d'entéro-mésentérite avec typhus (fièvre typhoïde) au-dessous de dix-huit mois.

FIÈVRE MUQUEUSE CHEZ L'ADULTE

SYMPTÔMES. Après un état dyspepsique datant de quelques jours et ressemblant à celui de l'enfant en bas âge ; quelquefois brusquement, sans cause connue, le malade se sent accablé et ressent dans tout le corps des horripilations et un malaise qui lui font penser qu'il a pris un coup d'air : c'est ainsi qu'il appelle ce que nous nommons une courbature. Il se sent tout le corps endolori, surtout les articulations ou la région des reins ; la céphalalgie est intense et presque toujours constante : elle est tantôt sus-orbitaire, tantôt temporale, et souvent elle règne vers le synciput ; Quand le malade veut lever la tête, il sent que tout tourne autour de lui ; il a quelquefois des tintements d'oreille : pendant la nuit, c'est de l'insomnie ; et quand il dort, il éprouve un sommeil pénible, peu réparateur, et souvent troublé par des rêves effrayants ; il existe une petite toux sèche sans expectoration, et souvent quelques râles sous-crépitants existent d'un côté ou de l'autre et rendent compte de l'état de la poitrine (bronchite capillaire) ; le ventre n'est pas encore gonflé, mais on sent qu'il n'a pas l'élasticité de l'état normal ; il est plus difficile à déprimer ; il résiste à la main, soit à cause d'une certaine sensation douloureuse, soit parce que les muscles de l'abdomen sont dans un état de tonicité anormale qui n'est cependant pas de la rétraction.

Les premiers jours, chez la plupart des malades, on observe de la diarrhée (1) ; on ne sent pas encore le gargouillement de la fosse iliaque ; ce symptôme n'apparaît, en

(1) La constipation n'est cependant pas une rare exception, on l'observe même quelquefois, mais très peu souvent, pendant le cours de la maladie. On pourrait qualifier cette fièvre muqueuse du nom d'entéro-mésentérite sèche.

général, qu'un peu plus tard, et il est souvent le prélude de l'état typhique qui ne tarde pas à se déclarer s'il ne l'est déjà; la fièvre varie; souvent le pouls est presque normal, et l'on est étonné qu'il ait conservé tant de calme, lorsque le malade se dit si souffrant et paraît, en effet, très abattu; mais le rhythme varie plusieurs fois dans la journée, ainsi que la chaleur de la peau : vous le trouverez souvent, dans un court espace de temps, tantôt lent et assez souple, tantôt plus petit et fréquent; on observe en même temps des horripilations qui se présentent souvent dans la journée et qui sont suivies la plupart du temps de bouffées de chaleur. La physionomie du malade, qui se tient presque toujours en supination, présente non de la stupeur, mais un état d'inquiétude; non de l'insouciance sur son état, mais au contraire une sollicitude qui va souvent jusqu'à lui persuader qu'il est plus malade qu'il ne l'est réellement. Un caractère qu'on rencontre généralement et qui frappe les yeux, c'est le rouge plaqué de la face, et surtout des pommettes, contrastant avec la couleur jaune bilieuse, presque ictérique, de la commissure des lèvres, depuis y compris le sillon nazo-labial, et se prolongeant sur les deux côtés du menton; on dirait souvent des couleurs à coups de pinceau, tant elles sont tranchées.

La langue présente encore des caractères assez constants; elle est tantôt d'un rouge pointillé sur les bords, tranchant en vigueur avec la couleur jaunâtre ou grisâtre de la base et du milieu, et tantôt blanchâtre dans toute son étendue, avec un aspect lisse et luisant tout particulier; on dirait une couche de vernis extrémement fin et transparent, qui cependant vous cacherait les papilles et les aspérités de la langue. On a désigné cet état sous le nom de peau de grenouille; la soif est cependant modérée, et l'on trouve même quelques malades qui ont de la répugnance pour les boissons; après quelques jours de cet état, le pouls prend plus de développement; des réactions se présentent et offrent une certaine apparence de périodicité que la plupart des médecins abusés croient devoir combattre par le sulfate de quinine (1).

Dans d'autres circonstances, le pouls reste constamment fébrile, et le malade, accablé, dans un état de somnolence continuelle, est indifférent à tout ce qui se passe autour de lui, sans présenter cependant ni la stupeur, ni le coma, si fréquent dans la fièvre dite typhoïde, ou avec typhus.

Les matières alvines varient : lorsque la diarrhée s'empare du malade, ce qui arrive le plus souvent, elles sont, en général, liquides, extrêmement fétides, de couleur variable et ressemblant ordinairement à du chocolat dissous dans le lait. L'état liquide des matières peut durer fort longtemps, alors même que la maladie n'a pas encore pris le caractère typhique; cependant il faut reconnaître que lorsqu'il en est ainsi, l'intoxication typhique est imminente.

On remarque souvent parmi ces matières, en troublant l'état liquide, tantôt des grumeaux pultacés qui dérivent de fausses membranes, exsudations plastiques fournies par les muqueuses (que le vulgaire appelle, comme nous l'avons déjà dit, ráclures de boyaux); tantôt des matières fécales entourées d'un certain coagulum quelquefois sanguinolent, de matières albuminoïdes. Nous mentionnerons encore comme chez les enfants les vers lombrics dont la présence est fréquente dans les produits si propres à les faire naître et développer. Cependant l'anorexie, qui est extrême chez les malades et qui, en général, leur fait repousser surtout les corps gras, finit par amener un état d'amaigrissement nota-

---

(1) Nous n'entendons pas prétendre que le sulfate de quinine soit inutile dans tous les cas; nous reviendrons, à propos du traitement et des divers caractères de ces fièvres, sur cette question qui, dans nos pays, domine la thérapeutique.

ble, favorisé par des déjections nombreuses et quelquefois par des sueurs copieuses.

Le tissu adipeux disparaît peu à peu; la peau se colle sur les muscles amaigris, et ce n'est que lorsqu'il est réduit à un état voisin du marasme et d'une faiblesse très grande, qu'on voit le malade (lorsqu'il doit guérir) revenir peu à peu et progressivement à la santé, après une convalescence souvent aussi périlleuse que la maladie.

Telle est, à peu près, la marche de la fièvre muqueuse. Nous n'avons signalé dans cette description qu'une des nombreuses formes qu'elle peut offrir: car, véritable Protée, elle affecte tant de physionomies, qu'il serait très long et souvent bien fastidieux d'en tracer toutes les nuances. Nous pouvons en juger par celles qu'on trouve dans les écrits des anciens, et dans la nosographie de Pinel, dans le cas, bien entendu, où ils se bornent à décrire la fièvre muqueuse, et où ils ne la confondent pas avec le typhus, comme ils ne le font que trop souvent. C'est dire, d'après cet état de choses, combien il est difficile de fixer des limites à cette maladie, qui n'ayant quelquefois qu'une durée de deux septenaires, se prolonge souvent d'une manière si désespérante qu'on pourrait la ranger parmi les affections chroniques dont elle ne partage que trop les longues et pénibles oscillations morbides (1). On peut dire néanmoins qu'en général, les plus courtes sont de quinze jours, et les plus longues de quatre à cinq septenaires, et parfois même bien au-delà, comme on le remarque chez les vieillards ou les gens déjà affaiblis par d'autres maladies.

---

(1) Ce n'est pas toujours sans de graves dangers que se prolonge cet état morbide : le malade, affaibli le plus ordinairement par une diarrhée qui dépasse ses forces, est bientôt en proie à une fièvre hectique, qui, à part ses propres dangers, le conduit à un état de marasme et de faiblesse tels qu'il se trouve hors d'état de supporter la plus légère affection intercurrente.

La fièvre muqueuse peut cependant affecter une durée si exceptionnelle, qu'à cause de cette circonstance on a été d'accord pour en faire un type différent ; elle peut, en effet, n'offrir qu'une durée de deux ou trois jours, et c'est à cause de cette période si exiguë qu'on l'a nommée *fièvre éphémère*.

Comme les symptômes ne sont que ceux de la fièvre muqueuse ordinaire en raccourci, nous pourrions nous dispenser d'en faire la description ; mais comme on l'a généralement confondue avec ce que l'on croit représenter la première période du typhus (fièvre typhoïde des auteurs), nous allons en esquisser le tableau.

Nous transcrirons textuellement une page de M. Gendrin :

« La fièvre éphémère, dit-il, commence par une horripila-
» tion légère, fugace, qui se répète plusieurs fois en quel-
» ques heures et qui se dissipe peu à peu pour faire place
» à une chaleur générale vive.

» Dès l'invasion du frisson, le pouls devient plus fréquent ;
» il reste serré, souvent irrégulier et intermittent tant que
» la chaleur n'est pas établie ; ensuite il est large, plein, quoi-
» que facile à déprimer, et moins fréquent que pendant le
» frisson initial ; la respiration est haute, légèrement accélé-
» rée, légèrement anxieuse. Le malade ressent dès le début,
» et quelquefois même avant le frisson, une douleur cépha-
» lalgique ordinairement sus-orbitaire, et souvent temporale ou
» syncipitale. Cette douleur est constrictive, quelquefois lan-
» cinante ; elle devient gravative pendant la chaleur ; ces pré-
» miers symptômes sont à peine développés, que le malade
» ne peut se tenir même assis sur son lit sans éprouver de ver-
» tiges ; il se plaint d'un sentiment de courbature extrême dans
» les membres et surtout aux lombes ; la bouche ne tarde pas
» à devenir sèche, le malade y perçoit une saveur amère
» et pâteuse, la langue est jaunâtre ou d'un jaune grisâtre.

» Le malade désire surtout les boissons froides et acides ; il
» éprouve des nausées, même des vomissements, principa-
» lement pendant le frisson. L'épigastre est le siége d'une
» douleur mordicante que la pression exaspère, et le plus
» souvent le ventre est à demi tendu, surtout vers les flancs,
» ou il est quelquefois douloureux à la pression. A tous ces
» accidents se joignent quelquefois des coliques obtuses,
» des borborigmes fréquents ; les urines sont peu abondan-
» tes et rougeâtres, sédimenteuses ; il y a quelquefois de
» la constipation ; mais le cas le plus fréquent est la diar-
» rhée qui peut même préexister à la maladie.

» Quand les phénomènes fébriles sont une fois développés,
» le malade est dans un état d'accablement considérable ; il
» est couché en supination ; il se plaint surtout de douleur
» et de pesanteur de tête, de brisements de membres et
» de douleurs articulaires.

» La face est rouge, surtout sur les pommettes ; les con-
» jonctives sont injectées, et la peau sèche communique au
» médecin une chaleur vive. La fièvre arrive d'ordinaire à
» cet état en quatre ou cinq heures, elle y persiste dans la
» plus courte durée environ le même temps, pour diminuer
» progressivement, arrive à un état fébrile plus modéré, qui
» persiste ordinairement d'une manière continue, pendant
» deux ou trois jours au plus ; le plus ordinairement, à me-
» sure que la fièvre diminue et que le pouls devient moins
» fréquent, et plus franchement dépressible, la peau s'hu-
» mecte d'une sueur qui est rarement très considérable, et
» qui exhale souvent une odeur fétide ; les urines deviennent
» plus abondantes, et il survient parfois des selles de matiè-
» res jaunâtres ou bilieuses, âcres et brûlantes. »

Telle est à peu près la fièvre éphémère telle qu'elle se présente le plus communément ; à part la rapidité de son évolu-

tion, ce n'est que la première période de la fièvre muqueuse, ou bien la période congestive de l'entérite folliculeuse. Lisez la description de la première période de la fièvre typhoïde des auteurs, et voyez si pouvez y rien ajouter, ou en rien retrancher.

Nous pouvons, s'il en est ainsi, tirer cette conséquence de cette identité de symptômes: c'est que la fièvre que nous venons de décrire sous le nom de *fièvre éphémère*, la première période de la *fièvre assode* ou *muqueuse*, et la première période de la fièvre *typhoïde classique*, offrent la même symptomatologie et doivent se rapporter à un même état organique.

Nous avons déjà passé en revue plusieurs formes de la fièvre muqueuse, et l'on a déjà pu remarquer que celle qui est de nature à simuler avec le plus d'exactitude la fièvre *typhoïde*, est la forme *continue*, quoique le typhus, par sa marche accentuée, rapide, orageuse, présente des phénomènes saillants, et parfaitement notés dans la description des auteurs quand ils nous tracent la troisième période de leur fièvre typhoïde.

Cet état morbide, en effet, développe dans un court espace de temps, toute la symptomatologie dont on peut préciser la durée ; et s'il semble quelquefois se prolonger au-delà du terme ordinaire, c'est qu'on assiste à des accidents pathologiques secondaires qu'il peut avoir suscités, mais qui ne sont pas de son essence.

Nous ne saurions trop insister pour le moment sur cette remarque, sur laquelle nous aurons occasion de revenir plus tard.

COMPLICATIONS. La fièvre muqueuse n'est pas toujours aussi simple que celle que nous venons de décrire, ainsi réduite à ses éléments idiopathiques. Elle présente souvent des complications qui aggravent la maladie et gênent considérablement le diagnostic ; entr'autres, nous citerons celles qui ont lieu du côté des poumons, et qui sont si ordinaires ; nous avons déjà eu l'occasion de faire observer que le malade présentait souvent une toux sèche, dont rendait compte la plupart du temps l'organe pulmonaire; c'est en effet le résultat le plus ordinaire d'un état fluxionnaire de l'extrémité des bronches (*bronchite capillaire*), qui réclame, lorsqu'il est réellement constaté, l'usage réservé mais rapide des antiphlogistiques : s'il passe inaperçu (1) on voit souvent survenir tous les signes d'une véritable pneumonie aggravée par les accidents propres de la maladie primitive. Ces engorgements du poumon naissent souvent d'une manière insidieuse et latente ; de là une nécessité de pratiquer de temps à autre la plastimétrie et l'auscultation, qui nous rendent parfois de si grands services, en nous faisant découvrir des désordres inattendus; moyens précieux qu'on ne devrait par conséquent jamais négliger, surtout dans une maladie générale.

Après les organes pulmonaires, la complication la plus fréquente se montre du côté de l'encéphale ; elle est quelquefois telle, qu'elle peut occasionner des méprises regrettables, à cause de l'obscurité dont elle environne le diagnostic. Qui ne sait combien on la confond souvent avec la méningite proprement dite, avec le délire de tout autre espèce, le délire de l'accès pernicieux, par exemple, et enfin, pour nous qui séparons la fièvre muqueuse du typhus, avec les accidents encéphaliques de ce dernier état morbide.

Voici un exemple de cette difficulté de diagnostic, que

(1) Il ne faut pas confondre cet état de la première période qui se manifestant au début est toujours hyperemique avec un état semblable, mais qui est de toute autre nature et qui s'observe surtout à la période adynamique des fièvres graves; celui-ci est le début des pneumonies hypostatiques.

nous empruntons au *Traité des maladies de l'enfance* de Barrié. Chacun de nous en a rencontré de semblables dans sa clientèle.

« X***, âgée de huit mois, tempérament lymphatique, caractérisé par son teint pâle et ses cheveux blonds ; la dentition n'a pas encore commencé. Dans le mois d'avril, elle est prise de dérangement du côté des voies digestives, dégoût pour le lait, langue blanchâtre, rouge sur les bords, selles fréquentes, somnolence dans la journée et agitation de temps à autre pendant la nuit. Cinq à six jours après, augmentation de la fièvre et de la diarrhée, ventre tendu, diarrhée plus abondante, mouvements convulsifs dans les globules oculaires. Sinapismes aux jambes, sangsues derrière les apophyses mastoïdes, qui donnent énormément et affaiblissent beaucoup la malade ; elle reste pâle toute la journée, et le pouls a perdu de sa fréquence, mais le soir il se relève, la fièvre revient intense, l'enfant crie, on ne peut le tenir au berceau. Applications froides sur la tête, dérivatifs aux extrémités ; cet état se prolonge toute la nuit, et le lendemain, après quelques sueurs, un certain calme apparaît, malgré l'assoupissement de la petite malade et les mouvements convulsifs des joues et des lèvres. Le soir du même jour, nouvelle reprise avec les mêmes symptômes que la veille, mais exaspérés, et avec des selles diarrhéiques assez abondantes pour nous faire craindre l'extinction de cette pauvre créature par débilité.

« Je ne puis m'empêcher, en présence de cet état grave et surtout de la périodicité des accidents les plus menaçants, de croire à un élément rémittent et peut-être pernicieux. Le sulfate de quinine fut en conséquence ordonné, et la jeune malade recouvra la santé péniblement, mais en définitive triompha de la fièvre muqueuse et de la complication.

« Cette complication, avec les symptômes cérébraux si prononcés, ne dépendait pas évidemment d'un état ou d'une fièvre typhoïde ; les enfants d'un âge aussi tendre ont l'heureux privilége de n'en être pas atteints (1) : elle ne dépendait pas non plus d'une méningite, quoique nous l'ayons cru dès le principe, et que le traitement ait été exécuté en conséquence ; mais nous avions affaire à une fièvre muqueuse évidente, compliquée d'accidents rémittents très graves : c'était une fièvre muqueuse à forme *rémittente vraie.* »

C'est ici le moment de nous expliquer sur cette expression de fièvre rémittente vraie ou fausse ; ce langage, qui caractérise une distinction radicale, nous paraît d'une importance capitale en pratique ; nous allons tâcher de la justifier.

Suivant quelques auteurs, la fièvre rémittente ne serait autre chose qu'une fièvre intermittente entée sur une fièvre continue ; l'intermittence formerait la complication. Cette opinion nous paraît exacte, justifiée par la thérapeutique, qui peut le plus souvent triompher de cette complication, et réduire la fièvre rémittente à l'élément primitif, dont nos moyens médicaux ont ensuite plus facilement raison.

C'est ce genre de pyrexie qui pour nous constitue la fièvre rémitttente vraie.

Il en est cependant une autre dans laquelle on observe, avec le type continu, des exacerbations d'une périodicité douteuse, avec des rémissions peu franches, et qui résiste aux préparations quininiques.

Celle-ci je la range dans une des catégories de ma subdivision, et je l'appelle fièvre *rémittente fausse.* Il est bien entendu que j'en exclus toutes les pyrexies symptoma-

---

(1) Nous tâcherons plus tard d'en donner une explication, que nous ne mettrons au reste que sous forme hypothétique.

tiques d'une affection aiguë ou chronique, qui donnent lieu à une fièvre dont les exacerbations sont formées d'accès quelquefois intenses.

On voudra bien me permettre d'insister sur l'urgence de cette distinction qui n'est pas factice, mais qui repose sur les faits, et qui offre pour nous une importance telle, qu'elle domine la thérapeutique de nos contrées méridionales.

La fièvre muqueuse avec rémittence vraie ou fausse, est en effet très commune dans nos pays ; c'est celle que l'on confond journellement avec la fièvre typhoïde.

Vous êtes en réalité singulièrement étonnés, quand vous entendez presque l'unanimité des médecins vous assurer avec naïveté (et je mets leur bonne foi hors de doute), qu'ils ont visité dans une journée (en temps d'épidémie surtout), plus de vingt malades atteints tous de la fièvre typhoïde.

Il est pour nous évident qu'ils se font souvent illusion, et qu'ils ne traitent la plupart du temps que des fièvres muqueuses à rémittence vraie ou fausse, compliquées néanmoins quelquefois de typhus, et constituant réellement alors pour nous leur fièvre typhoïde, et pour eux l'espèce grave de cette dernière affection.

Nous avons déjà tracé le tableau des fièvres muqueuses, mais nous avons légèrement glissé sur le type rémittent qu'elles affectent le plus fréquemment dans nos pays. Ici deux considérations : La fièvre simple rémittente vraie, celle dont l'intoxication paludéenne forme le caractère, succède ordinairement aux fièvres d'accès ; il est d'observation, en effet, que la fièvre intermittente négligée, ou non combattue, peut dégénérer en fièvre continue, dont la rémittence est seule capable de nous révéler la nature.

Quand cette fièvre vient compliquer une pyrexie muqueuse, il est hors de doute que la thérapeutique est puissante, la quinine en fait promptement justice ; quand au contraire les accès ne sont pas légitimes, quand à leur place se manifestent, comme dans les inflammations des organes parenchimateux, des exacerbations symptomatiques de l'affection cachée de quelque viscère (qui ne simulent que trop de véritables accès), alors la quinine est sans résultat.

Dès-lors peuvent s'expliquer deux opinions bien contradictoires : quelques médecins traitent les fièvres muqueuses (ou leurs fièvres typhoïdes) par le sulfate de quinine, souvent à haute dose, et prétendent guérir leurs malades ; d'autres proscrivent ce fébrifuge et comptent autant de succès ; à notre avis, ils sont sincères les uns et les autres ; car les derniers peuvent avoir eu à traiter des fièvres muqueuses à type rémittent faux, et les premiers ont, au contraire, lutté avec avantage contre une fièvre muqueuse compliquée d'une fièvre rémittente vraie ; la plupart se gardent bien, au reste, d'invoquer leurs revers, qu'ils attribuent malheureusement, dans tous les cas, à des circonstances autres que celles que nous indiquons.

Pour être vrai, nous sommes néanmoins obligés de reconnaître que nous exerçons la médecine dans un pays où les fièvres paludéennes ont régné endémiquement.

Nées à l'occasion du percement du canal du Midi, favorisées par un climat chaud, par un terrain constamment humide, encaissé entre un fleuve et une rivière qui sortent souvent de leur lit et inondent la plaine, en laissant des espèces de lacs que l'absorption solaire convertit en de véritables cloaques, elles ont d'abord frappé épidémiquement toutes les contrées circonvoisines, et ont fini par y régner d'une manière endémique.

Depuis, soit par le tassement des terrains qui a suivi l'achèvement du canal, soit par l'acclimatation des habitants, elles ont perdu leurs formes vives, leur caractère pernicieux et rapide (comme on l'observe à la fin de toutes les épidémies); mais elles ont pris en revanche une marche latente, quelquefois insidieuse, et se sont tellement glissées dans les diverses maladies, qu'il en est peu qui ne revêtent un caractère périodique, qui finit par réclamer tôt ou tard l'administration du sulfate de quinine (1).

Pourquoi n'en serait-il pas de même pour les fièvres muqueuses? pourquoi feraient-elles exception? ne sont-elles pas, elles aussi, des maladies de nos contrées? Ce que nous inspire l'induction, la pratique le confirme.

Il arrive fréquemment, en effet, que le sulfate de quinine pris à la dose d'un à deux grammes, arrête presque brusquement la fièvre de réaction, et ne vous laisse par la suite en présence que de la fièvre muqueuse simple, dont les accidents ne tardent pas à s'amender.

Cette pratique est donc souvent couronnée de succès; la statistique lui est même tellement favorable, que frappés du résultat, quelques médecins sont devenus assez systématiques pour recourir toujours et dans tous les cas au sulfate de quinine, poussant même leur aveugle prédilection en faveur de ce médicament, jusqu'à vouloir lui faire constituer le déjeuner quotidien du malade, et jusqu'à proclamer la nécessité du sel fébrifuge coup sur coup et avec persistance.

Voici le résultat de cette pratique : lorsque la rémittence est fausse, ou lorsque la quinine n'est pas administrée dans les conditions où elle peut être utile, les prétendus accès ne sont pas arrêtés; il est au contraire ordinaire de voir la

______

(1) Il faut reconnaître que peu à peu s'éteint tous les jours cette fâcheuse disposition.

réaction du lendemain plus vive que celle de la veille. « Ce qui n'empêche pas nos persévérants docteurs, d'ordonner une nouvelle dose de quinine, et ainsi régulièrement tous les jours pendant des mois entiers, sans qu'ils se découragent le moins du monde, mais aussi sans que les fièvres guérissent ou disparaissent. »

Enfin, grâce aux efforts de la tutélaire nature, il arrive assez souvent que le malade résiste à cette administration intempestive et empirique de l'écorce du Pérou.

Cette pratique, quoique vicieuse, est néanmoins féconde en graves enseignements ; elle nous indique la mesure de la force médicatrice de la vie dans les fièvres muqueuses. Elle nous rassure surtout contre le préjugé qui, malgré certains dangers de la quinine, lui en attribue beaucoup plus qu'elle n'en offre réellement, ce qui est prouvé par ce fait péremptoire et à notre parfaite connaissance : qu'on a vu ordonner abusivement dans le cours d'une fièvre typhoïde, un gramme de sulfate de quinine par jour, et cela pendant toute la durée de la maladie qui ne s'est pas moins prolongée de soixante jours. Total, 60 grammes de sulfate de quinine.

Au reste, je ne sais ce que nous devons le plus admirer, ou de la résignation et de la confiance du malade, ou de la constance du médecin ; mais on ne peut s'empêcher de voir que dans ce cas l'opiniâtre docteur épuisait en vain ses efforts contre une fièvre muqueuse à rémittence fausse, et que la quinine ne pouvait enrayer des exacerbations indépendantes d'un état morbide, sur lequel ce fébrifuge a tant d'action.

Plus sage et plus près de la vérité aurait-il été si, dans le doute, il se fût contenté d'ordonner quelques grammes de sulfate de quinine, sauf à ne pas insister s'il avait reconnu avoir fait fausse route, ce que la médication lui aurait bientôt appris, car le sulfate de quinine est un de nos agents les plus fidèles.

Non que je veuille blâmer, dans tous les cas, l'administration soutenue pendant quelques jours du sulfate de quinine; car je sais que l'élément intermittent, greffé surtout sur une pyrexie continue, a une tendance désespérante à la récidive, ou plutôt à la reproduction des accès; le miasme restant latent dans l'économie, jusqu'à une nouvelle manifestation provoquée par une cause inconnue la plupart du temps.

Mais on n'est autorisé à se conduire de cette manière que lorsqu'on est bien certain de la légitimité de la rémittence; et lorsque dans ce cas on administre la quinine avec une certaine continuité, ce n'est pas dans le but d'une action préventive que je n'accorde pas à ce fébrifuge, mais dans celui de triompher de la ténacité de la pyrexie intermittente qui a pris droit de domicile dans l'économie, et qui persiste, favorisée par la difficulté que trouve l'écorce du Pérou à être absorbée pendant qu'une autre maladie domine les fonctions organiques.

Il est donc permis de conclure, d'après les longs détails dans lesquels nous sommes entrés, que la division des fièvres muqueuses en rémittentes vraies ou fausses, doit rester dans la pratique, tout en reconnaissant que cette distinction n'est pas toujours facile, et oblige souvent le médecin à des tâtonnements pénibles, mais nécessaires.

Nous n'entreprendrons pas néanmoins ici de tracer le diagnostic différentiel de ces deux états morbides; d'abord parce que la tâche ne nous en incombe pas, et puis parce que chacun de nous n'a que trop l'occasion de le faire tous les jours au lit du malade.

En somme, il ressort néanmoins en réalité de la pratique

la plus usuelle, comme le sait déjà le lecteur, que la fièvre muqueuse rémittente vraie, peut être si heureusement modifiée par le sulfate de quinine, qu'il ne reste plus après le fébrifuge que les accidents bénins d'un état muqueux facile à combattre par les moyens appropriés.

Je le demande en vérité, une si facile et si heureuse modification par une médication aussi simple, pourrait-elle être espérée pour un vrai typhus ; à moins que celui-ci n'offrît une complication paludéenne ? Evidemment non ; et il faut reconnaître que le traitement lui-même nous donne la mesure de la distance qui sépare la fièvre muqueuse rémittente vraie du typhus (ou suivant l'école de **M. Louis**, de la fièvre typhoïde), et nous indique l'indispensable nécessité d'en accepter la distinction capitale.

CAUSES DES FIÈVRES MUQUEUSES

Ces causes sont trop nombreuses et trop complexes, pour que nous nous hasardions à nous égarer dans une étiologie souvent hypothétique. Nous ne l'aborderons qu'au simple point de vue qui nous occupe.

Nous avons déjà longtemps insisté sur cette circonstance que les désordres qui précèdent le plus souvent la fièvre muqueuse, ont eu pour point de départ un dérangement de l'estomac.

Toute cause, en effet, qui directement ou indirectement aura gêné les fonctions de cet organe, de manière à porter atteinte à une bonne chimification, deviendra une cause de fièvre muqueuse.

Les premières voies une fois compromises, ne manqueront pas de provoquer une chilification vicieuse ; de là des produits altérés, provenant tantôt des intestins, tantôt des aliments. Ceux-ci, imparfaitement digérés, agissent comme de véritables corps étrangers inassimilables qui exciteront de la part de l'intestin des effets anormaux, et bientôt surviendront les signes d'une diacrise, précédés ou suivis, la plupart du temps, d'un certain état de phlogose dont la fièvre sera la conséquence inévitable. D'un autre côté, l'on comprend sans peine qu'il n'est pas possible que l'intestin présente certains points de sub-inflammation sans que les glandes mucipares qui ont déjà commencé à déverser leur produit exagéré, ne participent à cet état et ne soient elles-mêmes le siége d'une turgescence qui se traduit par leur gonflement et l'auréole inflammatoire qui les entoure : alors, les cryptes tantôt isolés, tantôt serrés les uns contre les autres, présenteront ces formes arrondies ou ovalaires, sur lesquelles flotte une muqueuse qui, par la continuité de l'inflammation, ne peut tarder elle aussi à s'enflammer, se ramollir, et finalement s'ulcérer.

RELATION AVEC LE TYPHUS

Ce n'est pas pas tout, de cette disparition des solides, résultent sur les liquides des altérations, suite de réactions chimiques et physiques (1) auxquelles tout concourt ; bientôt

(1) Une observation rigoureuse témoigne bien de ce travail de décomposition qui s'opère dans l'intestin, surtout à la partie la plus *déclive* vers le cœcum, comme dans une véritable cornue, et cela sous l'influence des lois chimiques. On sait, en effet, que les ulcérations sont d'autant plus prononcées, qu'on descend davantage vers le cœcum, à tel point qu'à une certaine hauteur, elles finissent par disparaître insensiblement. Cela revient à dire que ce travail putrido-chimique diminue à proportion qu'on s'éloigne du foyer morbide. C'est donc indubitablement dans ce foyer que doit s'opérer la fermentation la plus vive des produits virulents.

Cette observation est encore de nature à nous faire apprécier à leur valeur les opinions des médecins qui voudraient faire de la dothiénenterie une fièvre éruptive. On leur demanderait comment ils peuvent expliquer cette loi rigoureuse, concernant les ulcérations siégeant toujours aux parties les plus déclives, les plus rapprochées du cœcum.

ces produits viciés, absorbés par le système veineux abdominal, ou par les lymphatiques, ne peuvent tarder à porter au cerveau leur action stupéfiante. C'est là peut-être la cause de cette paresse intestinale, qui dans le cœcum et dans ses environs, surtout à la fin de l'intestin grêle, se traduit par une demi paralysie dont le résultat sera le défaut de rétraction de l'ampoule cœcale (1).

C'est en effet dans cette ampoule, comme dans un vase inerte, que se rendent et les produits folliculaires, et les aliments mal digérés, et les débris muqueux.

C'est ce cloaque où viennent stagner, pour y être soumis à une foule de décompositions chimiques, tous ces éléments de putréfaction ; c'est enfin là que s'opère surtout ce travail putride dont les conséquences vont retentir dans tout le système, aussitôt que l'absorption s'en sera emparé.

Voilà pour nous l'origine du typhus qui accompagne si souvent la fièvre muqueuse (entérite folliculeuse); et comme on ne saurait préciser le moment où doit commencer cette résorption putride, il suit qu'il est aussi difficile de fixer l'instant où débute l'affection typhoïde. Il est cependant à la rigueur possible que, par la rapidité du travail inflammatoire, provoquant dans un court délai l'ulcération, cette résorption se manifeste dès la première période de la fièvre muqueuse, alors que les produits typhiques, en proie à une

---

(1) Cette paralysie du cœcum se présente souvent dans d'autres cas, et surtout dans l'inflammation idiopathique de cet organe; elle est en général la cause de tumeurs cœcales; mais cette paralysie arrive peut-être ici par un tout autre mécanisme que celui de l'entérite folliculeuse, que nous avons rapporté à un défaut d'innervation cérébrale. L'inflammation, dans le cas de tumeur cœcale, paralyse *directement l'intestin*, et la tunique musculeuse ne réagissant plus sur les matières, l'ampoule est distendue passivement, jusqu'au point d'en arriver quelquefois à une perforation et à des abcès de la fosse iliaque. Dans le cas où la tumeur cœcale n'est encore qu'à l'état d'engouement, nous observons tous les signes d'une accumulation de matières liquides et gazeuses dans un espace clos; ces signes sont accusés par la plessimétrie.

suractivité anormale de réaction chimique, se trouvent suffisamment élaborés. Ce n'est pas une raison pour confondre ces deux états pathologiques, qui peuvent rester dans
quelques circonstances fort longtemps à se réunir, et même
ne jamais s'associer (pour constituer la fièvre typhoïde), si
l'absorption des produits septiques ne s'opère pas. De là
difficulté de prévoir le moment où le système vasculaire
absorbant se trouvera dans les conditions d'agir efficacement
sur ces ferments, nous avons conclu à l'impossibilité de
fixer le début de l'invasion septicémique. Les anciens
avaient fait la même remarque, et suivant un tout autre
système d'explication que le nôtre, ils avaient néanmoins
parfaitement observé qu'il était quelquefois impossible de
préciser, suivant leur langage, le moment de conversion de
leurs fièvres bénignes en fièvres malignes ou putrides.

Pour nous, il est toutefois un signe qui peut nous faire
craindre ou nous annoncer l'invasion déjà commencée du
typhus : ce signe est le gargouillement de la fosse iliaque.

On conçoit, en effet, qu'aussitôt que notre main perçoit la
sensation de ce bruit hydro-aérique, sous une pression
même modérée, bruit quelquefois sensible à l'ouïe, et
résultat de liquides mélangés à des gaz, l'on ne peut douter
que la résorption de ces produits ne s'opère bientôt; la
fièvre typhique est donc imminente et avec elle tout le
cortége des accidents déjà tracés dans la description du
typhus.

Nous avons admis en principe que les fièvres muqueuses
reconnaissaient pour causes toutes celles qui réagissaient
sur le tube intestinal directement ou d'une manière éloignée;
nous ne pouvons nous dispenser d'y ranger aussi celles qui
affectent le moral, parce que toute émotion, toute passion
énergique peuvent retentir sur l'intestin.

Pouvons-nous aussi facilement y faire rentrer celles qui naissent à l'occasion de la maladie d'un organe important? Il n'y a aucun doute, car les fonctions digestives ne restent pas impassibles pendant le désordre fonctionnel subi par un organe profondément atteint; et nous savons que toute espèce de troubles des voies digestives peut être une cause directe de fièvre dyspepsique; aussi comme de là aux fièvres dites graves il n'y a qu'une transition légère, il est facile d'expliquer ainsi ces pneumonies prenant la forme adynamique et principalement l'état typhique, qui suit si souvent l'inflammation chronique des divers organes sécréteurs ou excréteurs, et spécialement celle des voies urinaires.

Qu'on ne croie cependant pas, d'après le système que nous venons d'exposer, et la large influence accordée à la résorption intestinale, que nous voulions abuser de ce genre d'explication, et que dans tous les cas, nous prétendions faire dépendre l'intoxication typhique uniquement de la seule absorption opérée par l'intestin malade.

Sans être doué d'un esprit bien généralisateur, on sait qu'il existe malheureusement beaucoup d'autres modes par lesquels peut s'opérer cette fatale intoxication putride. On n'ignore pas, en effet, que non-seulement elle peut directement se faire par les organes altérés dont les éléments devenus délétères sont portés dans les organes circulatoires ou absorbants, mais que ces éléments peuvent être puisés en dehors du malade, sur des corps à distance, ou directement en contact; de là deux sources bien connues d'intoxication putride.

Mais pour nous, il n'est ici qu'un genre d'empoisonnement typhique qui nous importe: notre but étant particulièrement de prouver que ce genre d'intoxication est en général la suite de la fièvre muqueuse.

Et pour expliquer un pareil résultat, nous n'avons eu qu'à faire remarquer combien le virus septicémique s'explique par ses foyers de prédilection, foyer existant là surtout où se trouvent accumulées, par les lois de la pesanteur, le plus de matières soumises à des réactions physico-chimiques.

A ce titre on ne peut s'empêcher de placer dans les cavités inférieures de l'abdomen, les sources les plus fécondes de la résorption putride.

C'est dans la force iliaque, en effet, qu'est logé le cœcum ; c'est dans la cavité du bassin que reposent en partie les organes génitaux-urinaires, organes doublés, humectés par un tissu cellulaire et adipeux abondant, disposé à former des amas purulents, qui dans un pareil voisinage ne peuvent échapper à la putridité des milieux adjacents.

Aussi chacun de nous ne peut que se rappeler les leçons de nos maîtres s'efforçant de nous apprendre à nous défier des accidents adynamiques, si fréquents en pareil cas ; ils nous tenaient en garde surtout, tant ils en *reconnaissaient la difficulté*, contre la confusion que nous pouvions en faire avec la fièvre typhoïde. Ils se seraient épargnés bien des efforts, si au lieu de s'escrimer à prétendre ces accidents indépendants du typhus, ils avaient, au contraire, été assez bien inspirés pour en reconnaître l'identité ; si au lieu de faire jouer aux ulcérations des glandes de Peyer ou à l'engorgement folliculaire, le rôle d'un élément absolu, sans lequel ils ne reconnaissaient pas la présence du typhus, ils ne les avaient regardés que comme les accidents d'une autre maladie spéciale ; s'ils avaient enfin accepté ce que les faits présentaient souvent à leur observation, que le vrai typhus, le typhus, pour nous synonime d'état typhique ou putride, peut exister sans l'intermédiaire d'une entérite folliculeuse, avec ses caractères organiques déjà décrits et si bien connus.

Néanmoins, nous ne saurions nier que de même que dans le typhus les causes indépendantes d'une lésion organique peuvent rester obscures et inexplicables, de même aussi, dans les fièvres muqueuses, il en est qui sont autant de problèmes pour l'esprit. L'étude des causes est souvent ici comme ailleurs l'écueil de la science; il est cependant à ce sujet des différences que nous nous plaisons à signaler: ainsi, sous le rapport de l'âge, la fièvre muqueuse les frappe tous; on n'admet pas qu'il en soit de même pour la fièvre typhoïde, quoique l'on cite tous les jours des typhoïdés qui ont dépassé la cinquantaine. Voici l'explication de ce fait qui tendrait à légitimer la fièvre typhoïde comme entité.

Nous reconnaissons que le jeune enfant, celui qui tête encore, n'offre presque jamais la fièvre typhoïde. On ne conteste néanmoins pas qu'il ne puisse être atteint d'une autre fièvre à longue durée, qu'on veut bien appeler fièvre muqueuse. Quelle est la cause de cette exception? Nous l'avons déjà signalée: les intestins chez l'enfant en bas âge, n'offrent jamais les ulcérations intestinales, qui sont les conditions organiques de notre typhus.

Il en est de même pour les vieillards, qui sont bien loin d'être aussi souvent exposés que l'adulte aux fièvres typhoïdes, quoique les faits exceptionnels à cette règle soient bien nombreux et l'infirment tous les jours. Ils le seront d'autant plus qu'on voudra bien nous accorder que, chez lui, les affections organiques ont une grande tendance à prendre la forme adynamique. Pour nous, on le sait, cette affection morbide n'est le plus souvent autre chose qu'un état typhique ou putride et par conséquent un typhus; et quant à celui qui proviendrait des ulcérations intestinales, qu'y a-t-il d'étonnant que le vieillard y soit moins sujet que l'adulte, lorsque la plupart du temps les follicules intestinaux ont subi, comme le reste des organes, une espèce d'atrophie ou de modification sénile, lorsque la circulation capillaire de la muqueuse a perdu l'activité de la jeunesse ; et lorsqu'en vertu de cette loi qui fait que peu de personnes, dans le courant de leur existence, échappent à la fièvre muqueuse avec ou sans typhus, n'est-il pas naturel d'admettre que les follicules des environs du cœcum ont déjà depuis de longues années été atteints par l'ulcération, à l'occasion d'une de ces fièvres souvent méconnues, et remplacés par un tissu cicatriciel ; de là encore l'explication de la rareté de la récidive dans ce genre d'affection chez les personnes plus jeunes.

On a cru voir encore dans les changements d'habitudes et de lieux une cause efficiente de fièvre typhoïde ; il est vrai que les jeunes gens qui viennent babiter Paris sont, d'après l'observation journalière, sujets au typhus ; il n'en saurait être autrement : indépendamment de celles que l'effervescence de l'âge provoque, ils se trouvent dans les conditions les plus naturelles et les plus favorables pour être surpris par le fléau. Beaucoup, par une économie mal entendue, chez les ouvriers surtout, couchent en chambrée, c'est-à-dire en nombre hors de proportion avec l'espace qu'ils occupent. De là un typhus imminent par absorption pulmonaire ; les autres, subitement soumis à un changement d'air et de régime, commencent par subir un état diacritique de l'intestin qui dégénère bientôt en fièvre muqueuse, suivie le plus ordinairement du véritable typhus par ulcération intestinale ; ils rentrent alors dans les conditions les plus ordinaires de ce genre d'intoxication, et leur maladie suit la marche que l'on assigne à la fièvre typhoïde ; car ici, ce n'est plus un typhus d'emblée, c'est celui qui a succédé à la fièvre muqueuse. Ici se présente une objection dont nous ne nous ne dissimulons pas la gravité, vu l'autorité et la bonne foi de ceux dont elle émane. Vous admettez, me dira-t-on, un typhus direct par infection pulmonaire, par exemple, et quoique pour vous l'ulcération intestinale ne soit pas le caractère essentiel du typhus, quoique dans les véritables épidémies la plupart des observations consciencieuses aient en vain recherché ces signes organo-pathologiques, ne devez-vous pas accepter qu'il est cependant des cas (comme en ont rapporté les médecins militaires dans nos guerres de Crimée surtout), où l'autopsie nous décèle l'engorgement et l'ulcération des plaques de Peyer et la congestion ou l'inflammation des ganglions mésentériques, sans qu'on soit en droit d'invoquer une fièvre muqueuse, qui préalablement n'a pas donné signe d'existence. Ces cas, nous les puiserons dans les typhus les plus idiopathiques, si nous pouvons nous exprimer ainsi, dans les typhus par contagion, par exemple.

A ce sujet, on nous pardonnera une petite digression, avant de répondre à un argument dont on s'apercevra que nous avons fait depuis longtemps justice.

La contagion, dans les diverses maladies, nécessite la préexistence d'un germe morbifère, et peut présenter deux degrés avec des intermédiaires, ou plutôt se diviser en deux espèces; dans la première, comme le dit M. Rochoux, ce germe est susceptible de se reproduire et de se multiplier à la manière des êtres organisés; dans la deuxième, si toutefois ce germe existe, il est faible et a besoin pour se perpétuer d'une foule de conditions accessoires sans lesquelles il ne tarde pas à s'anéantir.

Le typhus offre un type de la première espèce.

Il n'en est pas de même quant à la dothiénentérie, pour ceux qui en font une maladie autre que le typhus; ici la contagion leur paraît plus que douteuse.

Que deviendra-t-elle donc pour les médecins qui ne font du typhus et de la fièvre typhoïde qu'une seule et même maladie? il leur est impossible de concilier deux opinions aussi contradictoires; d'un côté ils sont obligés de reconnaître la contagion évidente du typhus, et de l'autre ils sont forcés de tenir grand compte de l'opinion de ceux qui nient absolument ce genre de transmission dans la fièvre typhoïde; force est donc alors à eux d'entrer dans notre camp et de réserver leurs suffrages pour nous, qui protestons qu'il existe une dothiénenterie non typhique, mais qui peut le devenir par la résorption des produits folliculaires; qui ne craignons pas d'admettre qu'il y a plusieurs espèces de typhus, relativement à la cause et à la gravité, qui dépend souvent de la dose du virus absorbé; pour nous, auxquels il est facile d'expliquer la contagion dans un cas, et l'incertitude de ce mode de transmission dans l'autre.

Le typhus étant à notre avis le type des affections typhiques, doit avoir le privilége d'en représenter l'expression la plus vive et d'en offrir les caractères les plus tranchés. De là une contagion énergique pouvant se passer des nombreuses conditions accessoires qui, comme l'encombrement, doivent jouer un grand rôle dans les autres affections ataxo-adynamiques.

Ceci posé, un malade peut être subitement saisi d'un typhus contagieux, sans qu'il ait préalablement présenté aucune apparence de maladie. Admettant même que ce typhus soit de ceux dont l'évolution est des plus rapides et des plus meurtrières, nous acceptons que l'on peut même, dans ces cas exceptionnels il est vrai, trouver l'altération des plaques de Peyer. Seront-elles ici regardées comme un caractère du typhus? C'est la question : je dirai franchement, non. Si les glandes de Peyer ne sont simplement qu'engorgées , le fait ne nous paraîtra pas plus étonnant que dans bien d'autres affections étrangères à l'intestin, dans lesquelles les follicules se congestionnent par sympathie dès les premières atteintes du mal.

Si elles sont déjà ulcérées, je le demande avec confiance, est-il possible qu'un pareil désordre ait pu se manifester dans un si court espace de temps, et l'esprit ne reste-t-il pas plus satisfait, soit en admettant une entérite folliculeuse antérieure à l'invasion du typhus, assez peu intense pour n'avoir pas attiré la préoccupation du malade et du médecin ; soit en acceptant que le typhus, dans le désordre et la profonde intoxication où il a jeté l'économie, a pu frapper les follicules d'ulcération comme il frappe indistinctement tant d'autres parties de mortifications gangréneuses. Mais alors l'ulcération folliculaire, toute exceptionnelle, ne serait, comme les autres altérations accidentelles, que l'expression et le résultat de l'état grave de l'économie, pour ainsi dire mutilée sous l'influence dissolvante d'un typhus à intoxication générale.

Enfin, pour terminer ce chapitre déjà trop long, concernant la fièvre muqueuse, nous reconnaîtrons qu'il existe un autre ordre de causes qui ne sont pas inhérentes à l'individu isolé, mais qui sévissent sur les agglomérations d'hommes soumis aux mêmes conditions d'existence, ou à la même constitution atmosphérique. Ce sont ces causes, en général occultes, qui donnent lieu soit aux endémies, soit aux épidémies, et qui expliquent les constitutions médicales.

Les fièvres dispepsiques sont encore saisonnières, c'est-à-dire qu'elles ont la coutume d'arriver à certaines périodes à peu près fixes de l'année ; mais quoiqu'en général sporadiques, il ne faut pas croire qu'en dehors de ces époques elles ne puissent prendre, comme nous venons de le dire, la forme épidémique toutes les fois qu'elles trouvent des circonstances favorables à leur évolution et à leur développement.

Ce qui est surtout remarquable, c'est leur apparition à l'époque des transitions brusques de température ; on a fait la même observation au sujet de la fièvre typhoïde.

D'après nos idées, il n'est rien de plus naturel, puisque la fièvre typhoïde n'est autre chose pour nous que le typhus compliquant la fièvre muqueuse.

En résumé, s'il nous a paru utile d'entrer dans de longs détails pour bien établir ce que nous entendons par fièvre muqueuse, de manière à éviter toute mauvaise interprétation, c'est pour démontrer qu'aujourd'hui, comme autrefois, existe cette fièvre intestinale bien connue et surtout bien décrite par les médecins d'une autre époque. Nous pensons que les caractères anatomo-pathologiques qui lui appartiennent, selon nous, exclusivement, devraient, à meilleur titre que pour le typhus, lui faire obtenir le bénéfice d'une entité morbide, qu'en réalité ces altérations n'appartiennent nullement au typhus, et que dans les cas tout exceptionnels où l'on aurait pu les rencontrer, il est raisonnable d'admettre, soit la préexistence d'une fièvre muqueuse qui aurait été méconnue, soit un typhus grave, mais exceptionnel, qui aurait porté son action sur les follicules comme sur toute autre partie du système. N'avons-nous pas déjà prouvé, en faisant le tableau des altérations morbides dans le typhus, qu'aucun organe n'est à l'abri de son influence meurtrière ?

Nous avons ensuite énuméré la plupart des circonstances qui militaient en faveur de la dualité de la fièvre appelée typhoïde. C'est ainsi que faisant assister le lecteur au développement progressif de l'entérite folliculaire, nous avons essayé de lui démontrer par quel mécanisme venait s'y greffer une nouvelle affection pour constituer cette fièvre improprement nommée fièvre typhoïde. C'est ainsi qu'au point de vue de la contagion, nous avons exposé le doute et l'incertitude de ceux qui s'obstineraient à confondre la fièvre muqueuse avec la fièvre typhoïde ou le typhus.

Bien d'autres rapprochements aussi confirmatifs, bien d'autres déductions exactes et légitimes, pourraient être invoqués en faveur de nos idées. Nous laissons ces aperçus à l'exploration des hommes sérieux répandus sur des théâtres plus favorables à la recherche des documents et des moyens d'éruditions incompatibles avec le séjour d'une petite ville de province. Si notre doctrine était fondée, nul doute qu'on ne la défendît avec plus de succès que nous-même.

Il est cependant un autre aspect de la question que nous aurions tort de négliger, et qui pourra, peut-être, achever d'édifier le lecteur : il concerne la thérapeutique des fièvres muqueuses, que nous allons immédiatement aborder.

THÉRAPEUTIQUE DES FIÈVRES MUQUEUSES

Thérapeutique de la Fièvre muqueuse simple.

Si l'on veut bien admettre notre manière de voir, et nous accorder que la fièvre muqueuse n'est ni le typhus, ni la fièvre typhoïde, mais peut exister à l'état isolé, les indications thérapeutiques ne seront pas difficiles à préconiser ; elles ne seront que la conséquence des doctrines que nous professons sur l'étiologie, la marche et l'état anatomo-pathologique de cette affection. Aussitôt que l'élément fébrile viendra compliquer l'embarras gastrique, lors même que ces deux états débuteraient en même temps, la fièvre muqueuse sera pour nous constituée , et ne tardera pas à affecter soit la forme éphémère, soit un type à plus longue durée.

L'indication qui se présente la première et la plus urgente à remplir, est celle qui doit remédier à l'état organique, point de départ de l'affection.

Nous commencerons le traitement par un éméto-cathartique, non-seulement pour évacuer les saburres qui tapissent le tube intestinal, mais principalement dans le but d'agir par une irritation substitutive sur les follicules intestinaux, qui sont déjà dans un état de congestion ou de sub-inflammation prononcés, dont l'état fébrile n'a probablement été que la conséquence. Cette médication est surtout utile dans l'enfance, et il n'est pas rare de voir immédiatement après cesser le mouvement fébrile et le jeune malade revenir immédiatement à la santé. Un purgatif huileux ou salin pourra être administré avec avantage, le lendemain ou le surlendemain, de manière à obtenir l'évacuation alvine des matières que le vomitif peut avoir accumulées à la partie inférieure des intestins.

Si la fièvre persiste, s'il existe un cortége d'accidents congestifs ou inflammatoires assez prononcés ; si le sujet est jeune et vigoureux ; si, en vertu de sa constitution, l'on a surtout à craindre que l'élément fébrile ne soit de nature à provoquer ou à traduire l'inflammation de quelque organe important, on ne reculera pas devant les antiphlogistiques, en les proportionnant, bien entendu, au tempérament du malade, et surtout à l'éventualité d'une fièvre typhoïde, ou plutôt d'une complication typhique dont l'adynamie doit être prévue.

Les saignées, soit générales, soit locales, à part la congestion de quelque organe important qu'elles sont appelées à détourner, peuvent, comme nous l'expliquerons bientôt, agir d'une manière bien plus radicale et moins éventuelle, faire avorter la congestion des follicules déjà engorgés, de manière à faire évanouir les menaces de l'ulcération de ces follicules, qui pour nous, comme on le sait, est la cause la plus ordinaire du typhus ; c'est là le secret de l'avantage des saignées presques exagérées de M. Bouillaud, et ce qui constitue un genre de médication dont au début au moins on ne peut nier l'efficacité.

Nous nous dispenserons de passer en revue tous les moyens réclamés, soit par des complications qui peuvent surgir, soit par les diverses idiosyncrasies qui exercent si souvent la patience et la sagacité du médecin.

Ainsi, il arrive qu'avant toute espèce de traitement, ce genre d'affection débute quelquefois par des vomissements presque incoercibles, et constituent une véritable cholérine, dont les accidents deviennent quelquefois alarmants. Les moyens ne manquent pas dans les cas de ce genre ; mais il n'entre pas dans nos vues de décrire tout l'arsenal pharmaceutique que chacun doit avoir en réserve en pareille occurrence.

Il en sera de même quand le délire s'emparera du malade, ce qui est loin d'être rare, ce que l'on met presque toujours sur le compte d'une fièvre typhoïde déjà constituée, et cela malgré l'observation journalière qui nous fait voir, dans les cas de fièvre muqueuse éphémère, ce délire si alarmant disparaître, ainsi que tous les autres symptômes, au bout de deux ou trois jours, par des sueurs copieuses, venant spontanément soulager ou guérir le malade.

Le régime sera aussi sévère que possible. Il sera d'autant plus facile, en général, de le faire accepter aux malades, qu'ils répugnent à l'usage des aliments dont la graisse forme l'élément. Ainsi, peu ou pas de bouillon, des tisanes légèrement laxatives et apéritives ; surtout le repos du corps et de l'esprit, dont l'excitation retentit si facilement sur les voies digestives.

Nous n'avons fait jusqu'ici que jeter un coup d'œil général sur le traitement de la fièvre muqueuse à l'état aigu. Nous n'avons cependant ébauché qu'à peine un sujet aussi vaste qui réclamerait des volumes pour être traité, non suivant les formules innombrables inventées par l'expérience personnelle de chaque praticien, mais suivant celles beaucoup plus limitées qui ont trouvé le plus de crédit, et semblent avoir acquis un certain droit de domicile dans nos livres d'enseignement.

Il nous resterait à indiquer celui que réclame la fièvre muqueuse chronique : Si le praticien recule épouvanté devant toutes les hypothèses qui ont présidé à la thérapeutique des fièvres muqueuses aiguës, quel sentiment n'éprouverait-il pas à l'égard de celles que semble réclamer l'état chronique dans ce genre de maladies? Cela se conçoit sans peine.

La fièvre muqueuse aiguë sans complications jouit d'un diagnostic en général facile. La fièvre muqueuse chronique, au contraire, touchant à un si grand nombre d'états pathologiques qui lui ressemblent, se confond avec tant d'affections qui en émanent ou qu'elle accompagne, provoque une si grande variété d'états organiques, qu'il est souvent difficile de poser des limites capables d'en établir l'individualité.

C'est qu'en réalité la maladie primitive a le plus souvent disparu pour faire place à des accidents de date plus récente, qui constituent tout l'état morbide, et réclament le traitement qui leur est spécial.

C'est ainsi que l'on est obligé de traiter tantôt un ramollissement ou des ulcérations de la muqueuse intestinale, tantôt une dyspepsie grave et persistante, tantôt une adynamie consécutive aux souffrances et à la longueur de la maladie antérieure.

De là les incertitudes, les tâtonnements, la variété de la médication ; de là les perplexités du médecin, l'importance de la connaissance des idiosyncrasies et des tempéraments ; de là, enfin, les chances de l'imprévu en thérapeutique, souvent l'écueil du praticien modeste et de bonne foi, et le triomphe du charlatan impudique qui ne craint pas de s'attribuer un succès qu'il ne doit qu'au hasard ou à un empirisme heureux.

C'est dire qu'il est impossible de tracer *à priori* les règles d'une thérapeutique constante en fait de fièvre muqueuse chronique. Il est difficile de parer aux éventualités qui surgissent à tout instant. Le médecin, dans beaucoup de cas, est obligé d'être artiste plutôt que l'interprète d'une science souvent muette , ce qui ne veut pas dire que celle-ci lui soit inutile , mais ce qui veut dire, au contraire, qu'il ne doit avoir recours qu'à ses rigoureuses déductions ou aux principes qu'elle accepte, tout en suivant les impulsions de son génie ou de ses inspirations.

Thérapeutique de la Fièvre muqueuse compliquée de typhus (Fièvre typhoïde).

D'après les idées que nous avons émises sur l'étiologie de la fièvre muqueuse typhique (fièvre typhoïde), d'après sa marche, d'après sa durée, d'après les complications qui sont imminentes et graves, on doit reconnaître, avec tous les médecins, combien la médication doit en être complexe, difficile et variée.

Aussi n'y a-t-il pas de moyens curatifs qu'on n'ait invoqués, depuis l'empirisme le plus bizarre et le plus grossier, jusqu'aux systèmes théoriques les plus contradictoires, et cela d'après l'idée qu'il a plu à chacun de se créer sur la nature de cette maladie.

A mesure que l'esprit peu satisfait a reconnu l'insuccès des médications les plus disparates, et les a délaissées, on en est arrivé à la médecine des symptômes; révolution tardive, mais bien préférable aux errements antérieurs, et qui (si je ne m'abuse) aurait été dès longtemps définitivement acceptée, si l'étiologie des fièvres graves (fièvres typhoïdes) et leur dualité avaient été reconnues et professées.

Cependant, comme on ne saurait refuser aux systèmes même les plus excentriques, un certain rayon de vérité, auquel ils sont redevables de leur existence éphémère, il ne faut pas s'étonner si des esprits sérieux, séduits eux aussi par un côté lumineux, qu'ils ont eu le tort de grossir au prisme de leur imagination, ont créé à leur tour des théories plus rationnelles, mais qu'ils ont eu le tort d'ériger en formules absolues.

Parmi ces systèmes, il en est deux surtout qui, par la haute position de leurs auteurs et de ceux qui les ont préconisés, par les services même qu'ils en ont obtenus, ont survécu, et survivent à bien d'autres, et sont appelés, à la condition d'une interprétation sévère, à rallier la majorité des médecins (1).

---

(1) Ils nous paraissent les plus rationnels, ils ont la sanction de l'expérience et offrent en même temps pour nous l'heureux avantage de corroborer nos opinions, en confirmant la doctrine de la dualité de la fièvre typhoïde, doctrine dont nous n'avons pas craint de nous faire les champions, inhabiles peut-être, mais au moins convaincus; nous répétons néanmoins encore que nous ne prétendons pas agiter une question de priorité. Car l'idée que nous soutenons est tellement frappante, que d'autres en ont nécessairement été saisis. Dans ce cas, nous restons heureux d'en être le promoteur.

On comprend sans peine que nous voulons parler de la méthode de M. Bouillaud, de ses saignées coup sur coup, et de celle de M. Larroque avec ses purgatifs répétés.

L'un a prétendu avoir obtenu par sa pratique, plus que par tout autre, non-seulement la guérison des fièvres typhoïdes, mais encore une diminution notable dans la durée, au point même de les juguler, c'est-à-dire de les enrayer dans leur période, de les arrêter dans leur marche.

L'autre saigne peu, mais il préconise en revanche l'administration de certains médicaments coup sur coup, et ces médicaments sont des purgatifs ; il prétend que la statistique est plus favorable à son système et plus heureuse que celle de tout autre. M. Louis, dont le contrôle est en général très judicieux, ne craint pas de faire pencher la balance du côté de ce mode de thérapeutique. La distance qui sépare ces deux genres de médication paraît néanmoins immense, et le lecteur étranger à une interprétation scientifique, sera grandement étonné quand nous viendrons lui dire naïvement que les deux médecins ont à la fois raison, et quand nous ne craindrons même pas d'avouer que nous puisons largement dans ces deux systèmes de thérapeutique si opposés, pour échafauder et affermir la proposition fondamentale de notre thèse : la dualité de *la fièvre typhoïde des auteurs*.

En effet, M. Bouillaud saigne ses malades surtout à la première période, et M. Louis croit reconnaître lui-même qu'à cette époque les antiphlogistiques sont utiles.

D'après nous, il n'en saurait être autrement. Quand nous avons écrit l'anatomo-pathologie de l'entérite-folliculaire, nous avons eu soin de faire remarquer qu'il était rare que le follicule surexcité dans la première période de la diacrise gastro-intestinale, ne franchît ce premier degré et

ne finit par s'enflammer de concert avec la muqueuse adja-
cente. Cette aggravation dans l'état organique devait
nécessairement amener la fièvre.

Nous avons en même temps pris soin de décrire conscien-
cieusement les signes anatomo-pathologiques : les papilles
d'abord en érétisme, puis leur engorgement et celui du
système artérioso-veineux capillaire, enfin l'inflammation au
troisième degré, et le ramollissement de la muqueuse péri
ou sus-jacente.

De plus, l'état du sang ne permet aucun doute sur l'existence d'un degré notable de phlogose, il est toujours couenneux à cette première période, alors qu'il n'a pas encore
été altéré par la résorption putride.

Quoi de plus rationnel, par conséquent, que la médication
anti-phlogistique? n'est-elle pas celle de toutes les inflammations en général, surtout de celles qui se traduisent par
l'état couenneux du sang ? Il y a mieux, il ne répugne pas
d'admettre, quand M. Bouillaud l'affirme (et les hommes de
cette nature n'affirment jamais en vain), qu'il a souvent
réussi à juguler (suivant ses expressions), non le typhus, car
malheureusement quoiqu'il en dise, le typhus ne se jugule
pas, mais l'entérite folliculeuse. Qu'est-ce qui s'oppose à ce
qu'il en soit ainsi dans un grand nombre de cas? Une
saignée faite à temps ne peut-elle pas enrayer, susprendre
une pneumonie? Et pourquoi ce premier degré de la fièvre
muqueuse, encore à l'état d'inflammation ou de sub-inflammation, ne pourrait-il pas être arrêté par les antiphlogistiques?
Et pour ceux qui veulent absolument faire de l'entérite
folliculeuse l'analogue de la fièvre variolique, ne savent-ils
pas qu'une saignée peut faire avorter l'éruption, et que par
conséquent elle peut agir de même sur les follicules de
l'intestin, de manière à dominer complètement leur gonfle-

ment, et secondairement leur ulcération, et à s'opposer par conséquent à la résorption des produits septiques dont le typhus est le résultat ?

Mais à mesure que la maladie se prolonge, les antiphlogistiques ont-ils la même efficacité? De l'avis de M. Louis, et de M. Bouillaud lui-même, il en est autrement. La statistique du premier surtout paraît formelle à ce sujet. Néanmoins, chacun de ces auteurs explique différemment l'insuccès thérapeutique dans ce cas. Pour nous, il est incontestable qu'à proportion que l'état inflammatoire cède le pas à l'intoxication putride, les antiphlogistiques deviennent de moins en moins utiles; et ce qui est positif pour tout le monde, c'est qu'il arrive une époque où ils sont franchement nuisibles, en favorisant la résorption putride. Tout le monde a présentes à l'esprit les belles expériences de Magendie, sur l'influence des saignées relativement aux lois de l'absorption.

En résumé, l'élément inflammatoire ou congestif dans l'entéro-mésentérite, ou dans le premier degré de la fièvre typhoïde, peut, suivant nous, céder à l'influence des saignées et la fièvre consécutive avorter; de là plus de ramollissement folliculaire, plus d'ulcération. La maladie se trouvera réduite aux termes d'une simple dyspepsie muqueuse.

Voici le système de M. Larroque : Il est incontestable suivant lui, et suivant la plupart des médecins, que les produits stagnant dans les points les plus déclives de l'intestin grêle et dans le cœcum, ne peuvent tarder à être résorbés, d'où la nécessité impérieuse et urgente de les expulser au fur et à mesure qu'ils se forment; de plus il est utile de porter sur la partie inférieure de l'intestin grêle, et surtout sur le cœcum dont les parois musculaires peuvent être frappés d'inertie, sous l'influence de l'inflammation (1),

(1) Voyez page 64.

un certain degré de phlogose *substitutive*, agissant sur la muqueuse et les follicules mucipares, dont le résultat sera de faire avorter la sub-inflammation primitive. Aussi, préconisant largement cette médication, sans s'inquiéter du météorisme du ventre, ou plutôt à cause de ce météorisme, qui n'est que le résultat de la paralysie musculaire intestinale, M. Larroque ne craint pas de purger régulièrement et souvent ses malades.

Tels sont les deux systèmes de traitement qui ont jusqu'ici prévalu dans la thérapeutique d'une maladie dont on ne soupçonnait pas l'état complexe, traitements qui au lieu de s'exclure méritaient d'être tour-à-tour employés, chacun à leur moment d'opportunité.

On aurait infailliblement été conduits à procéder ainsi, si l'on avait interprété comme nous l'étiologie de la fièvre dite typhoïde, c'est-à-dire si on l'avait décomposée en ses deux éléments essentiels.

Les médecins spécialistes sont venus à leur tour apporter leur empirique contingent. Eux aussi ont eu leur triomphe, et parmi eux se sont élevés des hommes qui ont rationalisé leur pratique et ont bien mérité de l'art de guérir. Ils ont, si je puis m'exprimer ainsi, légitimé l'empirisme en médecine, en faisant dans ce système l'éclectisme le plus sage, c'est-à-dire en ne réclamant d'un agent qu'ils ont bien étudié, que ce qu'il peut raisonnablement produire.

A leur tête nous placerons M. Briquet, dont les travaux sur l'histoire des quinquinas sont à juste titre regardés comme des études précieuses.

Pour faire connaître le procédé thérapeutique de ce praticien consciencieux et pour le faire aisément comprendre, il nous est indispensable d'entrer dans quelques développements. M. Briquet est parvenu à reconnaître aux sels fébrifuges de quinquina plusieurs modes d'action.

Suivant lui, la quinine est sédative : en effet, d'après les expériences faites sur des animaux vivants, l'alcali fébrifuge injecté dans les veines jugulaires, peut ralentir les battements du cœur jusqu'à cessation complète, et jusqu'à une syncope mortelle (1).

Dans les degrés d'une échelle intermédiaire, il est parvenu à varier les effets, suivant les doses, de manière à réduire le nombre des battements du cœur, et leur force, au degré qu'il désire obtenir.

Pour M. Briquet, la quinine est encore antiphlogistique; elle opère sur la composition du sang et sur les globules, comme la saignée, et peut être regardée comme l'altérant le plus énergique et le plus fidèle ; elle agit au reste comme dans le rhumatisme articulaire aigu, où l'action en est radicale.

La quinine exerce aussi une influence substitutive. On la voit réussir, en effet, dans tous les états morbides dont l'expression symptomatologique ressemble le plus aux effets physiologiques du médicament : ainsi pouvant provoquer des symptômes d'intoxication, consistant dans des tintements d'oreille, poussés jusqu'à une cophose complète, dans un délire violent, et une résolution entière des mouvements et de la sensibilité , elle peut être administrée avec succès dans des cas où l'on constate ces phénomènes réunis ou séparés.

Un autre mode d'action, peut-être moins bien expliqué, mais parfaitement déterminé , est celui qui s'adresse directement au système nerveux. La quinine est énervante dans la force caractéristique du mot. On connaît le mode

---

(1) De là peut-être le ratatinement instantané de la rate sous l'influence de ces injections. (Voyez la Thèse de l'auteur, année 1847.)

d'action de l'alcool (1) ; l'usage de la quinine produit à la longue des résultats analogues, d'autant plus graves peut-être qu'on ne trouve pas comme dans le premier cas l'occasion de les observer tous les jours. C'est dire la prudence et la circonspection qu'exige l'emploi continu de ce puissant agent thérapeutique, quoique certains praticiens en aient abusé sans accidents fâcheux (2). Enfin, parlerai-je de l'action anti-miasmatique des quiquinas et de leurs dérivés? elle est devenue depuis longtemps triviale pour tout le monde ; c'est, et je puis m'exprimer ainsi sans crainte d'être démenti, le triomphe de ce puissant fébrifuge.

Avec une puissance thérapeutique si étendue, avec ces divers modes d'action si bien déterminés, que peut-on trouver d'étonnant à ce que les préparations de quinine guérissent ou plutôt fassent avorter les fièvres typhoïdes dès le début, ou plutôt la fièvre muqueuse qui en est le prélude ; dès la première période, c'est-à-dire, dès la première stase sanguine constituant l'engorgement des follicules intestinaux, un anti-phlogistique aussi puissant, un sédatif par excellence, ne peut-il pas arrêter l'évolution sub-inflammatoire du crypte muqueux et la congestion péri-folliculaire, sans avoir besoin de faire appel à l'action substitutive dont nous venons de parler et à laquelle on doit néanmoins reconnaître une large part d'influence.

Dans le cas où le praticien se trouverait en face d'une fièvre muqueuse à rémittence vraie, avec ou sans complication de typhus, qui ne comprend l'indication et l'importance du précieux fébrifuge.

---

(1) Il est une expression consacrée en médecine, qui dans les cas identiques me paraît infiniment exacte: la quinine use le système nerveux.

(2) Les accidents graves provoqués par l'abus de la quinine peuvent aller jusqu'à un véritable empoisonnement.

C'est ainsi qu'on peut expliquer le mode d'action de la quinine préconisée par M. Briquet. Remarquons cependant que ce médecin, toujours bien inspiré, n'agit par ce médicament qu'à la première période, c'est-à-dire celle où les anti-phlogistiques ont le plus de puissance ; après ce temps, il a recours à la méthode ordinaire.

Comment nommer une autre médication qui a dû se présenter instinctivement et s'adresser surtout à l'élément typhique comme le caractère dominant de la fièvre dite typhoïde ? Ce sera pour nous celle des anti-septiques : ne faisant que la mentionner, nous n'entrerons pas dans le détail de tous les moyens que les partisans de cette méthode ont empruntés dans ce but à une pharmacopée beaucoup trop libérale ; nous nous bornerons à dire que l'antidote du typhus est encore à trouver ; que l'hygiène a bien pu nous fournir jusqu'à un certain point les moyens d'éviter ou de réduire les affections typhiques ; mais une fois développées, ces maladies suivent leur funeste évolution, sans qu'on ait encore acquis le moyen de neutraliser le perfide miasme (1) qui les entretient ou les aggrave ; tout au plus si nous avons le pouvoir de dompter les divers états organiques qu'ils ont fatalement provoqués. Enfin, rebutés de vains efforts, frappés de l'inanité de tous ces moyens plus ou moins empiriques, on en est arrivé à se poser en face de deux symptômes essentiels du

---

(1) Les spécifiques sont rares en médecine : une tentative néanmoins que l'auteur affirme avoir été heureuse, est celle du docteur Belouino. Ce médecin distingué a été amené à protester, comme nous, contre l'entité de la fièvre typhoïde, et à ne reconnaître qu'un état septicémique ou typhique, par le résultat de sa pratique et de ses expériences. M. Belouino pense que l'état typhique est provoqué dans le plus grand nombre de cas, par la résorption des produits morbides sécrétés dans l'intestin. Mais ce qui caractérise l'originalité de son système, c'est qu'il pense que cette intoxication typhique est le résultat de la fermentation de ces produits, par des animalcules agissant comme de véritables ferments : ce qui corroborait cette manière de voir, ce serait, suivant lui, l'influence heureuse de l'acide phénique dans ces cas.

typhus : l'ataxie et l'adynamie ; et malheureusement encore ici, nous voyons se dérouler vainement une série de formules sur lesquelles l'expérience n'a pas encore suffisamment prononcé ; c'est ainsi qu'on a prôné tour-à-tour le musc, la valériane, qui n'ont réussi que tout autant qu'ils ont répondu à une indication particulière , mais non spéciale au typhus.

D'après le même point de vue, l'opium a été d'une efficacité incontestable quand il s'est agi de combattre une perforation intestinale quelconque, c'est-à-dire provenant du typhus ou de toute autre affection. Nous pouvons en dire autant de tous les prétendus spécifiques de l'ataxie et de l'adynamie.

En voilà je crois assez de la thérapeutique et des considérations dans lesquelles nous sommes entrés, pour prouver au lecteur qu'il serait injuste d'accuser toujours de mauvaise foi et de jonglerie la plupart des médicastres qui viennent naïvement vous apporter et leurs recettes et leurs remèdes secrets. Comme ils l'affirment, ils ont en réalité guéri, et cela par des moyens bien opposés et souvent contradictoires ; mais ils ont eu la chance d'appliquer ces moyens à une période du mal où ils étaient indiqués ; le hasard les a si bien servis, qu'ils se sont crus en droit d'établir la règle sur un ou quelques faits qui n'étaient qu'une heureuse exception, ce dont il ne tardent pas à s'apercevoir eux-mêmes, quand après avoir préconisé leurs remèdes, ils les voient échouer dans des circonstances moins favorables, soit dans leurs mains, soit dans celles des autres.

Tel est en général le sort des empiriques ; mais telle n'est pas la condition d'un autre système de thérapeutique : c'est la méthode d'observation.

Suivant la maladie pas à pas, assistant à chaque période, aidée du puissant flambeau de l'anatomie pathologique qu'elle est loin de dédaigner, mais dont elle saura analyser, interpréter les phénomènes, elle comprend que la maladie n'étant pas toujours identique dans son cours, ne peut être traitée par un moyen uniforme. Elle sait qu'une inflammation aiguë peut succéder à un état chronique, et réciproquement, et que la médication de l'une est loin de convenir à l'autre.

Par conséquent, elle repousse tous les systèmes qui lui imposent nne médication unique et absolue, dans une maladie composée de tant d'éléments divers.

C'est ainsi que dans l'entérite folliculeuse simple et dans sa première période, alors qu'elle n'est pas encore compliquée de typhus, elle ne fera pas difficulté d'accepter en partie, mais jamais systématiquement, la méthode de M. Bouillaud. Si l'on n'est pas assez heureux pour réduire l'engorgement folliculaire dans des limites telles que l'ulcération soit prévenue, on n'hésitera pas à recourir à celle de M. Larroque, non-seulement, comme nous l'avons exprimé plus haut, pour débarrasser les intestins des produits qu'un trop long séjour rendrait promptement septiques, mais encore dans le but d'agir substitutivement sur les ulcérations déjà produites et les cicatriser.

Enfin, quand malgré nos soins et notre vigilance le typhus a déjà frappé l'économie, et que la fièvre typhoïde est constituée, le médecin s'associera aux puissants, mais trop souvent infidèles efforts de la nature, soit par les antiseptiques, soit par les toniques, dans le but de repousser ou de neutraliser l'agent inconnu de la fièvre typhoïde, ou mieux encore pour élever les forces du malade à un diapason tel qu'il puisse avantageusement lutter.

En résumé, la thérapeutique la plus rationnelle nous paraît être celle des symptômes qui ne sont, comme on l'a très bien dit, que le cri des organes souffrants. Ce qui revient à dire que c'est à l'état morbide de ces organes que s'adresse la meilleure médication. De là, comme comme conséquence et preuve de notre théorie, l'utilité de l'analyse, qui, décomposant la fièvre typhoïde en deux éléments quelquefois de même date, et le plus souvent de date différente, exige deux genres de médications respectives. Poursuivant l'analyse, on traitera chaque organe ou l'ensemble des organes malades qui compromettent les fonctions normales, en s'adressant tantôt aux solides, tantôt aux liquides, jusqu'à ce qu'enfin, dans l'impuissance de saisir la trace matérielle et organique, on soit obligé d'emprunter à un empirisme rationnel ce qu'on ne peut trouver ailleurs.

Tel est, à part les détails particuliers que nous avons déjà invoqués pour prouver sous divers aspects la vérité de notre théorie, le tableau laconique et synoptique des médications usitées contre les deux éléments de la fièvre typhoïde et contre la fièvre typhoïde elle-même, qui prouve combien la thérapeutique bénéficie en général de notre manière de considérer cet état complexe.

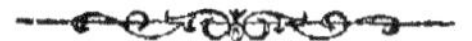

QUATRIÈME PARTIE

———

*Il existe dans l'entérite folliculeuse des conditions anato-
miques qui expliquent la fréquence de l'état typhique,
qui n'en est et n'en saurait être que l'accident.*

Dans l'article précédent, où il a été question des causes de
l'entérite folliculeuse, nous avons été obligés de jeter un
coup d'œil rapide sur les lésions du tube intestinal qui, en
suivant une marche progressive, provoquaient une série
d'affections, depuis une simple dyspepsie, jusqu'à la fièvre
muqueuse la plus grave.

Nous avons expliqué encore quel était, suivant nous, le
mécanisme par lequel la fièvre muqueuse la plus simple
pouvait revêtir le caractère typhoïde. Nous dirons donc avec
M. Gendrin, que le passage des fièvres assodes à l'état de
fièvre typhoïde (et suivant nous, l'annexion de l'état
typhique à la maladie primitive), est en grande partie le
résultat de la résorption opérée par la muqueuse gastro-
intestinale : il est juste néanmoins de reconnaître que
souvent des causes extérieures de nature typhogène
viennent joindre leur action à celles qui ont donné naissance
aux fièvres assodes elles-mêmes, comme on n'a que trop
l'occasion de l'observer dans les épidémies des fièvres dyspepsiques, sur tous les sujets, qui de plus sont placés sous
l'influence des principes septiques.

Mais il ne faut pas moins tenir compte de ce fait, que pendant tout le cours d'une fièvre assode, la grande surface absorbante de la muqueuse gastro-intestinale se trouve en contact avec des matières viciées, nées des sécrétions crypteuses exagérées et altérées, combinées avec des matières de chimification mal élaborées, avec des gaz septiques qui se dégagent dans les changements chimiques que subissent toutes ces matières dans le tube digestif. Enfin, avec des produits de phlegmasie, quand la muqueuse devient le siége d'ulcérations.

Toutes ces matières saburrales qui parcourent toute l'immense surface de la muqueuse intestinale, y constituent une véritable source de principes septiques qui pénètrent dans les secondes voies. Ces causes d'intoxication agissent d'autant plus efficacement, pour constituer le typhus, que les malades ont déjà été affaiblis par les accidents dyspepsiques précédant l'état fébrile assode.

Et pour expliquer cette fatale résorption de produits délétères, quelles conditions plus favorables que cette vaste agglomération de papilles, riches d'un réseau veineux immense, quoique microscopique, lascis vasculaire exerçant sa puissante action absorbante au milieu des sécrétions qui le baignent continuellement, et ces nombreux vaisseaux lymphatiques rivalisant de puissance de résorption et en déversant directement les produits dans le centre circulatoire. Avec de pareilles conditions, qu'y a-t-il d'étonnant que l'absorption ne soit imminente ? Car si une partie de la muqueuse s'y refuse, il en est une autre qui lui ouvre les voies : de telle sorte que je ne crains pas d'avouer (et je fais ici une large part à ceux qui confondent en une les deux maladies), que je ne suis pas étonné que les fièvres muqueuses simples empruntent si souvent quelques caractères typhiques ; ce qui n'a pas peu contribué à la doctrine qui n'en a fait qu'une seule et même maladie, alors surtout que rien n'était encore venu prouver à l'esprit une thèse différente, celle qui affirmait l'état complexe, ou la dualité de cette fièvre.

Nous avons déjà établi que la fièvre muqueuse (entéro-mésentérite simple), devait l'exagération de ses produits au développement anormal des follicules mucipares ; nous ajoutons que le typhus doit son origine, non plus à l'exagération des liquides sécrétés par les follicules, mais à leur virulence, qui n'est pas due elle-même à l'engorgement et au volume du follicule, mais à son altération organique, et cette altération c'est le ramollissement d'abord et par suite l'ulcération.

Cette ulcération, et par suite l'engorgement mésentérite qui l'accompagne, est pour M. Gendrin et l'école anatomique, une condition telle de la fièvre typhoïde, que leur absence explique celle du typhus.

Inutile de dire que nous ne partageons pas cette opinion, car nous avons établi déjà que le typhus n'était pas *uniquement* lié à l'ulcération intestinale, quoiqu'il trouvât dans cette condition anatomique un de ses foyers d'origine le plus fréquent.

A ce titre cependant l'ulcération de l'intestin et l'engorgement des glandes mésentériques sont assez importants pour nous occuper quelques instants (1).

Plusieurs questions relatives à ce sujet, nous incombent en effet à résoudre immédiatement :

1° Puisque l'ulcération intestinale n'est pas le caractère pathognomonique du typhus, quelle en est la nature ?

______

(1) Nous n'entrerons pas dans les détails anatomiques de l'altération de ces follicules ; nous renvoyons pour cela à l'ouvrage de M. Louis et des auteurs qui se sont étendus sur l'anatomo-pathologique.

2° Quelle est la nature de l'engorgement et de la suppuration des glandes mésentériques, dont l'altération coïncide souvent avec l'ulcération intestinale? Quel est le rapport de la maladie de ces glandes avec l'affection de l'intestin.

1° Nous assistons par la pensée aux altérations qui se passent dans la muqueuse intestinale lorsqu'une maladie diacritique congestionne les follicules et exagère leurs fonctions.

Entre cette hypérémie fonctionnelle et l'irritation inflammatoire, il n'y a qu'un pas; aussitôt franchi, l'inflammation de la muqueuse folliculaire et péri-folliculaire amène la réaction fébrile, et la fièvre muqueuse se trouve constituée; que faut-il de plus pour que les cryptes mucipares arrivent à l'ulcération? rien qu'une phlogose un peu plus intense, ou de plus longue durée, et la muqueuse intestinale se comporte ici comme dans bien d'autres circonstances : elle se ramollit et s'ulcère. Pourquoi n'en serait-il pas pour elle comme pour la peau, sur laquelle nous voyons si souvent les follicules s'engorger, s'enflammer, suppurer et présenter bientôt une ulcération circulaire qui peut rester longtemps à cicatriser; et puis les produits intestinaux qui deviennent irritants, les matières demi solides en fermentation, ne peuvent-elles pas aussi contribuer à cette ulcération? les sucs gastriques, même après la mort, n'ont-ils pas suffi à perforer les membranes de l'estomac?

Pour nous il est évident que l'ulcération est le résultat d'un travail d'inflammation et de ramollissement autour d'un follicule qui a été primitivement affecté; c'est donc, en définitive, le troisième degré d'une entérite folliculaire.

Puisque, d'après nous, l'ulcération n'est pas le caractère du typhus, quel en est donc le rôle dans la fièvre avec typhus?

Nous tenons d'abord, au risque de le répéter à satiété, à

insister sur ce fait que le typhus n'est le plus souvent que la complication d'une entérite folliculeuse arrivée à sa troisième période, celle d'ulcération.

Nous avons prouvé, ce nous semble, que cette ulcération est le point de départ de l'intoxication typhique.

Et pour nous résumer, d'après les longs détails exposés dans tout le cours de cet opuscule, nous pouvons restreindre notre pensée dans cette formule, que l'ulcération peut faire le typhus, mais que le typhus ne fait pas l'ulcération ; c'est-à-dire que l'ulcération peut déterminer et détermine souvent le typhus ; tandis que le typhus ne détermine pas essentiellement l'ulcération. A moins de cette période ultime, ou déjà déclarée, il peut développer des eschares gangréneuses intestinales, comme il en développe sur les surfaces tégumentaires.

En résumé, l'ulcération intestinale est le plus souvent la cause du typhus dans l'entérite folliculeuse typhoïde ; mais elle n'en est jamais l'effet direct et nécessaire.

2° Dans presque tous les cas, si ce n'est dans tous, où l'on a examiné avec soin les glandes mésentériques chez les sujets qui ont succombé à la fièvre muqueuse, compliquée de typhus, on les a trouvées engorgées tantôt d'un rouge intense, tantôt d'une couleur grisâtre, quelquefois purulentes et renfermant en totalité ou en partie du pus, tantôt en nature, tantôt à l'état concret et crétacé. Toutes ces altérations sont à ne pas s'y tromper, d'origine inflammatoire, et suivent en général la marche de l'inflammation intestinale. Il est néanmoins à remarquer que, dans certains cas, les glandes mésentériques, comme au reste beaucoup d'autres glandes, sont congestionnées à un degré diffférent de celui de l'intestin. Ce phénomène peut facilement s'expliquer par ce fait d'observation, qu'il n'est pas toujours nécessaire que l'inflammation d'une partie soit très vive pour donner naissance à une inflammation plus grande dans une partie qui lui est liée sympathiquement, ou par contiguïté du tissu. Nous ne parlons pas des autres glandes envahies par le typhus, et dont l'engorgement lui appartient directement. Tous les auteurs anciens et modernes en avaient fait l'objet de leurs observations : Hippocrate n'avait-il pas formellement signalé le gonflement des parotides ?

Nous ne pouvons donc que nous ranger à l'avis de M. Louis et des observateurs qui l'ont suivi, en regardant l'engorgement adéno-mésentérique comme de nature inflammatoire ; nous pensons même que l'altération ganglionnaire est le plus souvent en rapport avec l'ulcération intestinale ; c'est-à-dire que, suivant l'étendue, la date et la profondeur de l'ulcération, les glandes mésentériques seront ou simplement congestionnées, ou vivement enflammées, quelquefois en suppuration, correspondant, comme de véritables satellites, aux parties de l'intestin lésé.

Malgré certaines exceptions, comme nous l'avons dit plus haut, cette loi peut être regardée comme exacte dans le plus grand nombre de cas.

Il est, au reste, difficile qu'il en soit autrement pour ceux qui connaissent les connexions des glandes lymphatiques avec les diverses parties de la muqueuse. Comment imaginer, en effet, une irritation, ou plutôt une ulcération de la muqueuse qui ne retentisse sur les ganglions correspondants, de la même manière que nous voyons si souvent sur la peau la phlogose des ganglions (adénites), à l'occasion d'une blessure, même légère, de la partie sur laquelle on voit ramper les vaisseaux lympathiques qui dépendent de la même région anatomique.

Tel est le rôle de l'ulcération dans l'altération des glandes lymphatiques, et leur rapport mutuel : il ne résulte pas de notre appréciation que les ganglions lymphathiques soient toujours altérés à l'occasion de l'ulcération intestinale, ni que l'altération de ces glandes réclame toujours l'ulcération de l'intestin, car elle peut naître spontanément et isolément exister ; nous nous bornons à croire qu'il en est la plupart du temps autrement. Nous reconnaissons, en effet, avec M. Louis, que dans les cas exceptionnels où les plaques de Peyer n'offrent pas leur altération spéciale, les glandes mésentériques sont beaucoup plus souvent lésées, rouges, augmentées de volume, chez les sujets qui succombent à l'affection typhoïde, que chez ceux qui meurent d'autres maladies aiguës, car l'état typhoïde établit une prédisposition marquée à l'altération des glandes mésentériques. Nous ne contestons pas ces faits, qui prouvent l'influence du typhus sur ces glandes, comme sur beaucoup d'autres ; mais ils ne peuvent infirmer cette observation, rigoureusement établie, que dans la plupart des cas l'état des glanglions mésentériques est simplement l'expression de l'ulcération intestinale.

En résumé, l'ulcération intestinale, dans le sujet que nous traitons, est le résultat du ramollissement inflammatoire des follicules de l'intestin, ou plutôt de la muqueuse intrà et péri folliculaire. C'est le signe anatomique de la fièvre muqueuse ou de l'entérite folliculeuse arrivée à la troisième période ; et si les auteurs ne l'ont pas reconnue comme l'expression de cette troisième période, c'est qu'il est bien rare qu'arrivée à cette dernière phase, l'entérite folliculaire ne soit compliquée de typhus, et qu'il est aussi peu commun de voir mourir quelqu'un d'une fièvre muqueuse simple, arrivée à cette période, exempte de complication. C'est ce qui explique pourquoi les auteurs ont toujours fait de cette ulcération le caractère essentiel du typhus, avec lequel on le voit, en effet, si souvent coexister.

Nous ferons les mêmes réflexions pour l'engorgement ganglionnaire ; car nous avons établi que cet état pathologique coïncidait, la plupart du temps, avec la lésion de l'intestin, tout en reconnaissant que, dans certains cas, le typhus (1), une fois constitué, pouvait exercer son action propre sur plusieurs glandes, et par conséquent sur les glandes mésentériques, dont l'altération, dans ces cas, s'expliquerait indépendamment de l'ulcération de l'intestin.

Nous pouvons, par conséquent, conclure que l'engorgement des glandes mésentériques et leur suppuration sont en général le résultat de l'ulcération intestinale ; et comme celle-ci appartient essentiellement à la fièvre muqueuse arrivée à sa troisième période, nous pouvons tirer cette conséquence que ces deux états organo-pathologiques se rapportent spécialement à cette pyroxie.

L'engorgement isolé des glandes mésentériques peut bien être, répétons-le, le résultat du typhus. Mais ce fait ne lui est pas essentiel. Toutes les autres glandes, ou une grande partie, ont le même privilége, et quelques-unes, telles que les parotides, l'ont même à un degré bien supérieur.

---

(1) Le typhus d'emblée surtout.

CINQUIÈME PARTIE

Les auteurs anciens, en ne confondant pas leurs fièvres muqueuses avec leurs fièvres ataxiques ou adynamiques, n'étaient pas aussi éloignés de la vérité que les modernes, qui les ont toutes comprises dans leur entité, fièvre typhoïde.

Il est de toute évidence que cette proposition peut être regardée comme le corollaire de celles qui précèdent.

En effet, si nous avons réussi à prouver qu'il existe une maladie pyrétique à laquelle nous pouvons rapporter toute la symptomatologie de la fièvre muqueuse ; si de plus nous avons réussi à convaincre qu'il en existe une autre à laquelle s'adressent tous les symptômes décrits à l'occasion du typhus, qui peut posséder et possède souvent en réalité une existence séparée, il faut nécessairement tirer cette conséquence que la fièvre du typhus n'est pas nécessairement celle de l'entérite folliculaire ou de la fièvre muqueuse.

Ce serait encore nous répéter que chercher à prouver qu'il existe souvent un état mixte, ou plutôt un mélange de ces deux maladies, ce qui n'est pas une raison pour les confondre, pas plus qu'en dermatologie nous ne confondons les affections mixtes avec les maladies types qui leur ont donné naissance.

Nous admettons, en effet, dans nos classifications,

l'eczéma impétiginodes, qui est le résultat de l'alliance de deux dermatoses, se présentant souvent chacune à l'état isolé. Le médecin se gardera bien de confondre cet état complexe (dualité de deux états morbides) avec l'eczéma ou l'impétigo, qui en sont les types primitifs, quoique la maladie, résultat des deux affections réunies, soit celle qui se présente peut-être le plus souvent et avec des caractères différents de l'un et de l'autre.

Les anciens, dont les théories étaient quelquefois moins commodes que les nôtres, parce qu'elles exigeaient plus d'érudition et plus de doctrine, qui n'avaient pas eu la pensée de formuler cette proposition si facile et si commode à la paresse de l'esprit : que, sauf la peste, toutes les fièvres continues ne sont que la fièvre typhoïde; les anciens, dis-je, avaient de leur côté trop abusé de leur genre d'observation, en surchargeant leur nomenclature d'une foule d'états morbides qui n'étaient le plus souvent que les symptômes d'une même maladie : c'est ainsi que par suite de cet abus, ils avaient créé deux maladies de deux symptômes faisant partie de la même affection ; et, chose incompréhensible, malgré quel le fait frappât à tout instant leurs yeux, ils ne s'étaient pas aperçus que ces deux symptômes, non-seulement sont fréquemment unis l'un à l'autre dans le typhus, mais que lorsqu'il n'en est pas ainsi, ils se suivent en général, de telle sorte qu'on est tenté de les regarder comme la conséquence l'un de l'autre.

Comment donc s'étaient-ils déterminés à créer séparément leurs fièvres ataxiques et adynamiques, et les avaient-ils gratifiées d'une existence distinct et isolée ?

La raison en est facile à trouver, et témoigne que chez eux, même dans leurs erreurs, l'observation ne faisait jamais défaut. Il est en effet incontestable , qu'indépendamment des fièvres graves, pour me servir de leur terme générique, il existe beaucoup de maladies, si ce n'est le plus grand nombre, qui finissent par une adynamie mortelle. Cet état possède une symptomatologie bien tranchée qui n'avait pas échappé à la sagacité des anciens ; aussi, toutes les fois qu'ils trouvaient un état semblable dans lequel s'éteignaient peu à peu les malades, sans que leurs connaissances leur permissent de les rapporter à une altération palpable des liquides ou des solides, s'étaient-ils cru en droit d'en faire une fièvre essentielle (fièvre adynamique).

J'en dirai autant de leur fièvre ataxique, tout en convenant encore combien ils avaient eu tort d'en faire une entité, et surtout de séparer ces deux états qu'on trouve ordinairement réunis. C'est donc l'observation, mais une observation incomplète, qui avait fait leur erreur.

Mais en revanche ils avaient remarqué qu'il existait un ordre de fièvres dont l'estomac et le tube intestinal étaient le siége, qui, malgré une longue durée de symptômes fatigants, quelquefois graves pour le malade, se terminaient cependant sans se compliquer de ces deux états (ataxie, adynamie).

Ces espèces de fièvres étaient pour eux manifestes ; ils n'avaient pas hésité à les reconnaître et à les décrire avec une telle exactitude, une telle fidélité, que nous n'y avons rien ajouté de nos jours, si ce n'est une plus ample description de détails nécropsiques qui nous ont fait acheter, aux dépens d'une erreur et d'une confusion en étiologie, leurs précieuses indications.

Néanmoins, une fois dans cette voie lumineuse, que n'étaient-ils assez heureux pour reconnaître que ces fièvres, au lieu de poursuivre leur cours régulier et habituel, se trouvaient parfois tout-à-coup, et au milieu de leur marche, scindées et métamorphosées en d'autres états morbides, qui affectaient tantôt la forme ataxique, tantôt la forme adynamique (caractères du typhus).

Ils auraient ravi à MM. Petit et Serres la gloire de prouver que ces deux états appartenaient à la même affection, et cette affection, ils l'auraient infailliblement appelée fièvre putride, fièvre maligne ; et s'ils avaient mieux connu et mieux apprécié qu'ils ne pouvaient le faire, l'anatomo-pathologie, ils l'auraient appelée dothiénenterie et n'auraient rien laissé aux modernes.

S'ils ne l'ont pas fait, et cependant il ne faut pas le regretter, leur instinct et leur système d'observation les ont, à mon avis, mieux servi que les détails anatomiques n'ont servi les contemporains.

En effet, si ceux-ci, même à l'aide d'une facile application de l'anatomie morbide, ont compris que l'ataxie et l'adynamie n'étaient que les symptômes d'une même affection, symptômes qu'ils avaient le tort de faire dépendre de leurs fièvres à ulcérations (fièvres typhoïdes), au lieu de regarder ces états comme les symptômes caractéristiques du typhus proprement dit, auquel l'ulcération n'est pas nécessaire , les autres avaient parfaitement entrevu qu'il existait une fièvre à longue durée, qui, pendant toute l'évolution de ses longues périodes, pouvait rester vierge de ces accidents, quoique l'intestin présentât les signes de l'engorgement et de l'ulcération folliculaires.

Ils avaient en définitive reconnu que l'ataxie et l'adynamie constituaient une symptomatologie qui n'était pas celle de la fièvre muqueuse simple ; mais à leur tour (et nous le répétons), ils avaient eu le tort d'en faire deux espèces de fièvres à existence séparée, et de ne pas les rattacher comme symptômes essentiels au typhus, auquel elles appartenaient de plein droit.

Leur erreur était cependant moins grave que celle des modernes. Ceux-ci voyaient la maladie dans l'altération intestinale, et ils se croyaient en droit de la nier quand cette lésion n'existait pas : grave erreur à notre point de vue, pour nous qui ne regardons pas l'ulcération comme essentielle au typhus ; les autres admettaient par suite de la doctrine ontologique la présence d'un miasme ou autre agent particulier, et pour eux les affections locales concomittantes n'en étaient que les effets. Leurs fièvres ataxiques, adynamiques étaient essentielles, indépendantes d'une lésion organique. Et s'il est vrai que l'anatomie soit encore impuissante à trouver dans l'organe essentiel des relations extérieures (le cerveau) les lésions qu'on recherche dans l'ataxie typhique , s'il est vrai qu'il en soit de même pour les accidents adynamiques, on sera obligé d'attendre encore, et d'attendre peut-être longtemps, pour juger cette grave question.

Pour nous, qui croyons à une intoxication du sang dans le typhus, nous ne pouvons sincèrement nous ranger sous le drapeau de l'essentialité en médecine ; mais nous reconnaissons que cette doctrine est un champ neutre où chacun peut arborer sa bannière. En attendant des horizons illuminés d'une plus vive clarté, la science ne court donc aucun danger dans une voie que chacun peut parcourir à son aise et qui ne répugne pas à élargir son cercle, à proportion des conquêtes positives et utiles dont elle s'enrichit.

Reste donc aux anciens la gloire d'avoir maintenu dans leurs cadres nosologiques une affection réelle et fréquente, malgré une symptomatologie aussi variée que les idiosyncrasies particulières, et d'avoir compris qu'ils ne devaient pas, comme nous, les confondre avec l'ataxie et l'adynamie.

En résumé, les modernes ont excellé dans les détails analytiques. Ils ont admirablement étudié l'anatomie pathologique ; mais, suivant nous, le désir d'innover les a jetés dans une voie trompeuse. Dédaignant des sentiers battus, ils ont cru trouver des régions nouvelles et tout un monde inexploré en médecine, par la description minutieuse d'un signe dont ils n'ont su limiter ni l'importance, ni l'application ; désertant un terrain solide, quoique déjà battu, ils n'ont pas craint d'abandonner l'ancienne étiologie des fièvres muqueuses, pour placer sur le sable mouvant des idées nouvelles ces deux principes absolus qui me paraissent voués à un prochain naufrage :

1° Toute fièvre continue, sauf la peste, n'est que la fièvre typhoïde ;

2° L'ulcération intestinale est le siége essentiel de cette affection.

Si nous ne nous sommes pas abusés, nous croyons avoir déjà prouvé la fausseté de ces deux principes, et, d'après l'influence funeste qu'ils doivent exercer en médecine, nous croyons être en droit de préférer les théories des anciens, qui nous ont au moins conservé le tableau d'une affection bien caractérisée, à laquelle notre génération médicale revient tous les jours, et qu'elle ne craint plus de nommer aujourd'hui la fièvre muqueuse.

SIXIÈME PARTIE

Les conséquences de cette nouvelle appréciation sont im-
portantes, puisqu'elles soulèvent des questions d'étiolo-
gie, d'hygiène et surtout de traitement, dont on doit à
priori reconnaître l'urgence et l'inévitable connexion.

Si les questions d'étiologie, d'hygiène et surtout de traitement ont été dédaignées ou plutôt ignorées de l'espèce
humaine, ce ne peut être que dans ces temps barbares où
la théocratie dominait la médecine comme toutes choses, et
où le mal, regardé comme un fléau de la divinité, était sup-
posé destiné à un châtiment salutaire, auquel ne pouvait ni
ne devait, qu'au prix d'un sacrilége, se soustraire le malheureux, condamné par une loi fatale aux cruelles étreintes
de la maladie.

Ce sommeil léthargique de l'humanité ne pouvait durer
longtemps. A mesure que l'esprit humain s'est peu à peu
débarrassé des langes de la première enfance, il a compris
les destinées nouvelles auxquelles l'appelait une plus bienveillante divinité.

L'homme a dès-lors instinctivement cherché son amélio-
ration physique et morale, et la médecine a daté de ce jour.
C'est de ce jour par conséquent qu'on a senti l'importance
de l'étiologie, de l'hygiène et du traitement dans les maladies; et quoique nous ayons depuis lors vu bien de défail-
lances, si naturelles à notre pauvre espèce, dans ses étapes

à travers les siècles; quoique nous ayons vu surgir des idées aussi ridicules, aussi extravagantes et aussi funestes que celles des époques précitées, nous ne devons pas moins reconnaître que l'esprit humain n'a cessé, en somme, malgré ces temps de recul ou d'arrêt, de graviter, quoique péniblement, vers l'utile, le beau et le vrai.

Personne, je pense, ne voudrait revenir à la médecine du moyen-âge et encore moins à celle des âges qui l'ont précédée, et cependant à ces époques historiques nous possédions déjà de nombreux ouvrages, qui témoignent de l'importance qu'on faisait jouer aux questions relatives à l'origine et surtout au traitement des maladies.

Inutile, au reste, de remonter à des époques aussi reculées, pour convaincre le lecteur de cette vérité qui domine la médicologie; mais il était en droit de nous demander quelle était, en définitive, l'importance de notre doctrine : il pouvait s'enquérir si la science avait beaucoup à gagner à la solution de ces diverses questions relatives à la fièvre typhoïde? Que valait notre nouvelle interprétation? Que lui prouvait, en réalité, cette dualité d'une maladie? si le traitement ne devait pas varier; et dans le cas contraire, à quel degré se ressentira la thérapeutique de la nouvelle appréciation qui forme la base de notre doctrine?

Ce sont là les questions qu'il nous appartient de résoudre, quoique la solution de chacune découle naturellement de ce que nous avons longuement écrit jusqu'ici. Abordons-les toutefois l'une après l'autre, car leur importance justifie quelques répétitions : elles forment, au reste, le complément nécessaire à notre monographie.

Comme nous l'avons déjà établi en y insistant longuement, il est dans toutes les sciences un point de vue, dont nul ne conteste l'importance, dont tout le monde comprend la nécessité : j'entends parler d'une bonne classification.

Si le besoin s'en fait généralement sentir dans toutes les branches scientifiques, c'est surtout la médecine qui la réclame impérieusement. Malheureusement, la meilleure classification est celle qui exige les idées les plus exactes, les plus arrêtées ; et c'est l'écueil de notre belle profession, dont l'horizon est sans limites, et dont les problèmes et les difficultés sont aussi étendues.

De là les innombrables nomenclatures dont la plupart ont néanmoins classé les maladies d'après leurs caractères les plus naturels, c'est-à-dire ceux qui proviennent de leur origine : c'est implicitement reconnaître l'importance de l'étiologie.

Mais pour arriver à classer une maladie d'après ses caractères étiologiques, faut-il au moins qu'elle soit simple, distincte de toute affection étrangère, et à l'abri de toute confusion. Toutes les fois qu'il en sera autrement, le médecin hésitera et sentira l'impossibilité de la ranger dans un cadre nosologique.

Pour le prouver, voyez la difficulté de classer la fièvre typhoïde telle que la comprennent les modernes.

En ferez-vous une fièvre essentielle? Mais que ferez-vous, dans ce cas, de l'ulcération intestinale à laquelle on fait jouer un rôle primordial? Comment concilier l'essentialité avec une cause organique qui est le caractère radical de la maladie? La rangerez-vous parmi les inflammations intestinales? En ferez-vous une entérite folliculeuse dans le sens de l'école physiologique? Cette tendance n'est plus de nos jours. La réaction, dans ce cas, n'est pas, en effet, toujours en rapport avec l'altération intestinale, et le retentisse-

ment symptomatique n'est pas, au reste, celui d'une entérite simple.

Enfin, voudrez-vous croire à une fièvre éruptive? Quoique certaines considérations, qui ont séduit les gens du
monde et même quelques médecins, semblent militer en
faveur de cette doctrine, il n'en est pas moins vrai qu'elle
ne réunit pas les conditions suffisantes pour être adoptée
par les esprits sérieux.

En désespoir de cause, nous réfugierons-nous dans la
catégorie des fièvres à typhus? Mais nous avons déjà démontré que l'ulcération intestinale est l'exception dans le typhus;
et nous avons fait observer, au reste, que la marche et la
symptomatologie bien caractérisée du typhus, ne se rappor-
taient qu'à la période ultime de la fièvre dite typhoïde. Nous
avons prouvé que les accidents de la première période
étaient uniquements fournis par la fièvre muqueuse, qui, se
compliquant souvent de typhus, se compliquait inévitable-
ment aussi d'une symptomatologie nouvelle.

Ces difficultés nous paraissent inextricables; elles sont
invinciblement liées à la manière d'envisager la fièvre
typhoïde, dont, sans raison légitime, comme nous nous sommes efforcés de le prouver, on ne craint pas de faire une
entité morbide.

En serait-il de même en adoptant notre doctrine? Évidemment non. Récapitulons les considérations que nous
avons déjà émises comme preuve de cette manière de voir.

La fièvre typhoïde de la généralité des médecins est,
d'après notre système, une affection complexe, ou plutôt un
état morbide composé de deux éléments :

1° Une fièvre muqueuse ;

2° Un typhus accidentel.

La première de ces deux affections n'est pas difficile à

classer : celui qui a fait de la médecine d'observation sur une clientèle nombreuse, n'a pas lu, sans éprouver le sentiment d'une entière conviction, la partie du traité philosophique de médecine pratique de M Gendrin (*Traité des Diacrises*), qui forme la seconde classe dans le cadre nosologique qu'il a établi.

Ces diacrises ont été par lui divisées en sept livres, et les diacrises gastro-intestinales occupent le deuxième; c'est dans celui-ci qu'il range la maladie que les auteurs ont appelée tour-à-tour fièvre gastrique, bilieuse, pituiteuse, muqueuse, stomacale et intestinale, mésentérique, cholérique, etc.

M. Gendrin a reconnu, et l'on est obligé de reconnaître avec lui, que dans toutes ces affections si diversement dénommées, existe un caractère commun qui leur est essentiel et qui, anatomiquement, forme la lésion primordiale.

Ce caractère justificatif de l'opinion qui a présidé à la classification de la fièvre muqueuse, consiste dans l'altération des cryptes mucipares qui devient le point de départ de tous les accidents; les formes particulières que ceux-ci revêtent et qui ont servi à établir dans la fièvre muqueuse plusieurs types différents, ne proviennent que des manifestations variées et diverses d'après l'intensité de ces accidents, et, comme le dit M. Gendrin, « de l'importance relative que » prennent quelques-uns de leurs phénomènes essentiels ou » secondaires. »

Aussi, fidèle à l'esprit de toutes les classifications dont le but est de réunir dans le même groupe tous les êtres qui offrent un caractère commun, M. Gendrin ne pouvait, ce nous semble, en reconnaître un plus fidèle et plus important; il est vrai en physiologie comme en anatomie morbide, et il est tellement constant dans la fièvre muqueuse, que je doute qu'il y en ait aucun en médecine qui caractérise avec plus de fidélité un groupe nosologique quelconque.

Je suis bien loin néanmoins de contester l'importance des phénomènes accidentels qui accompagnent quelquefois les fièvres muqueuses, et qui, par leur gravité, sont de nature à éclipser et à faire oublier la maladie primitive ; mais il y aurait imprudence à les considérer seuls à l'exclusion de l'affection primordiale ; c'est ainsi que les accidents d'une cholérine, survenue pendant son cours, ne sauraient justifier une classification à part, dans le but de les faire bénéficier d'un rang qui ne leur est pas dû.

Nous nous garderons encore d'un amour d'analogie poussée au point de vouloir associer des éléments dont le contraste est trop formel : nous protesterons donc contre l'opinion de certains médecins systématiques, pour qui le choléra lui-même peut être uniquement rapporté à une irritation simple et insolite des follicules intestinaux, sans qu'ils se croient obligés d'invoquer une autre cause supérieure. Ces idées exagérées et fausses sont loin de notre manière de voir. Ce n'est pas nous qui pensons que le médecin est en droit de faire du choléra une maladie locale simplement liée à une altération folliculaire. Nous croyons, au contraire, que dans ce cas l'éréthisme des follicules n'est que le résultat de l'action du principe toxique qui bouleverse l'économie ; mais en raison du rôle immense que joue la diacrise intestinale, dans le cas où elle n'est excitée que secondairement, on doit préjuger combien il faut en tenir grand compte dans le cas où, primitivement affectée, elle sert de point de départ à des phénomènes réactionnels, qui, par leur gravité spéciale, sont de nature à complètement absorber l'attention et la sollicitude du médecin. C'est ainsi que lorsque la fièvre muqueuse s'exaspère, par des vomissements quelquefois incoercibles et des évacuations alvines copieuses, on oublie la fièvre dyspepsique qui les a précédés, pour ne s'occuper exclusivement que du phénomène morbide qui devient alarmant.

C'est ainsi que pourraient à la rigueur se justifier les dénominations diverses accordées à la fièvre muqueuse d'après un symptôme prédominant et grave. Aussi n'a-t-on pas craint, entr'autres expressions, de lui donner le nom de fièvre cholérique, en réservant celui de cholérine aux accidents idiopathiques, gastro-intestinaux qui ne paraissent pas dépendre directement de la symptomatologie d'une fièvre dyspepsique.

En résumé, si l'on partage notre manière de voir sur la fièvre muqueuse, telle que nous l'avons décrite, indépendante surtout du typhus, auquel elle n'est, suivant nous, liée qu'accidentellement, il sera difficile de ne pas la classer dans les diacrises gastro-intestinales fébriles.

Passons au second élément de la fièvre dite typhoïde, c'est-à-dire du typhus.

Tous les médecins sont à peu près d'accord pour le cadre nosologique où l'on doit ranger le typhus. Malheureusement, ils ne le sont pas autant quand ils veulent s'entendre sur les affections qu'ils caractérisent de ce nom.

Nous croyons, à ce sujet, devoir transcrire la première page d'un article écrit par un érudit de notre époque, le docteur Dalmas. C'est un jalon important, mais à notre grand regret il ne peut néanmoins nous assujettir à suivre le système complet de l'auteur, car il nous paraît trop écrit au point de vue des idées régnantes, dont, dans ce cas spécial, nous nous faisons les adversaires. Nous n'avons, par conséquent, pas besoin d'insister sur les points de doctrine où notre dissidence est complète, le lecteur les comprendra sans qu'il soit besoin de les indiquer.

« Le mot typhus, dit M. Dalmas, est dérivé du mot
» τυφοσ, dont la signification primitive est stupeur, *stupor,*
» *attonitus,* selon Foës, et dont les plus anciens auteurs,
» notamment celui des affections internes de la collection
» hippocratique, ont fait une dénomination de maladie.

» *Définition. Synonimie. Littérature.* Comme cette
» dénomination, et comme l'expression de πυφρῖυσ τυφωδεσ,
» qu'il représente également, le mot typhus n'a eu pendant
» longtemps qu'un sens vague. Il servit d'abord à désigner
» tout cas de fièvre accompagné de stupeur, de dérange-
» ment d'esprit; plus tard, on sentit la nécessité d'une
» acception plus précise; mais chacun décidant de cette
» acception à sa manière, le typhus des uns n'a pas tou-
» jours été le typhus des autres, et il en est résulté plus ou
» moins de confusion..... C'est d'après ces idées qu'on a
» étendu cette dénomination à la peste, au choléra, à la
» fièvre jaune, qui ont été appelés typhus d'Afrique, typhus
» icterosa, et typhus d'Asie. Enfin, quelques auteurs l'ont
» appliquée à la pourriture d'hôpital, qu'ils ont appelée
» typhus traumatique (1). Aujourd'hui, on s'accorde à pren-
» dre ce mot dans un sens beaucoup plus limité, et ici
» avec Hildebrand, Pincl, Frank, nous n'entendrons par
» typhus qu'une seule maladie, celle qui entr'autres noms
» a reçu ceux de fièvre des camps, des prisons, des
» hôpitaux. C'est à cette affection, selon nous, une et
» bien distincte, que nous donnons le nom de typhus, et
» nous la refusons à tout autre..... Nous la séparons aussi
» de la fièvre *typhoïde* et de la *dothiénenterie* proprement
» dite, non que nous méconnaissions l'analogie qui existe

(1) D'après notre doctrine, la pourriture d'hôpital, dès l'instant où les produits
septiques passent dans le torrent circulatoire, est pour nous un véritable typhus
à si bon titre que les autres affections putrides.

» entre elle et lui, mais précisément parce que ces analogies
» nous semblent suffisamment indiquées par l'heureuse
» expression de fièvre typhoïde, et qu'il ne nous paraît pas
» nécessaire de pousser le rapprochement plus loin..... »

Au sujet du typhus Fever des Anglais, M. Dalmas ajoute :
« D'après ce que nous avons vu nous-même et publié plu-
» sieurs années auparavant (*Journal hebdomadaire*, 1827,
» t. XIX), nous croyons que la fièvre, si commune dans le
» pays et surtout en Irlande, ne doit pas être confondue
» avec notre fièvre typhoïde ou dothiénenterie, dont elle
» n'offre pas les caractères anatomiques, et dont elle s'éloi-
» gne sous beaucoup d'autres rapports. Elle a, au con-
» traire, de grandes ressemblances avec le typhus propre-
» ment dit, celui des armées : elle lui ressemble par les
» causes, les symptômes et par les altérations que révèle
» l'autopsie cadavérique. »

Ces opinions qui protestent contre l'analogie de la fièvre
typhoïde et du typhus, mais qui, comme nous, font rentrer
avec raison le typhus Fever dans la classe des typhus ordinaires, ne sont pas, comme on le voit, le reflet complet de
la doctrine moderne, surtout de celle de M. Louis. Cependant on y trouve toujours cette confusion fâcheuse qui, sous
le nom de fièvre typhoïde, réunissant, suivant nous, deux
affections en une seule, les a fait méconnaître l'une et l'autre.

On rencontre néanmoins dans le savant article du *Dic-
tionnaire,* une espèce d'hésitation, un doute sérieux que la
probité scientifique de M. Dalmas fait lourdement peser sur
sa conscience médicale, et qui se trahit par cet aveu timi-
dement exprimé plus haut, par ces lignes : « Non que
» nous méconnaissions les analogies du typhus et de la fièvre
» typhoïde. » Cette pression involontaire sur la conviction de

l'habile nosologiste témoigne du sacrifice qu'il a fait dans sa pénible incertitude aux idées de son époque, et de la difficulté qu'éprouve son esprit judicieux, d'après des bases si équivoques, à faire le diagnostic différentiel du typhus et de la fièvre typhoïde, et à classer celle-ci.

Telle n'aurait pas été son anxieuse perplexité, si dégageant franchement le typhus de cet état complexe (fièvre typhoïde) que nous regardons comme une dualité morbide, si attribuant uniquement à la fièvre muqueuse ces ulcérations intestinales qui jouent un si grand rôle, et dont on a voulu faussement constituer un attribut spécial au typhus, il eut reconnu que la dothiénentherie n'était autre chose qu'une fièvre muqueuse compliquée de typhus ordinaire. Dès-lors, plus de difficulté ; on rentre dans des catégories déjà reconnues et acceptées, et chacun des deux états morbides occupe sans effort le rang nosologique qui lui convient.

C'est dans les diacrises fébriles intestinales que M. Dalmas aurait indubitablement rangé la fièvre dyspepsique , et pour le typhus , il n'aurait pas éprouvé la moindre hésitation ; on sait que tous les médecins sont unanimes pour la catégorie pathologique qui lui est depuis longtemps assignée.

Nous ne nous étendrons pas davantage sur cette grave question, puisqu'elle constitue le point culminant de notre théorie, et que nous l'avons déjà longuement établie et développée dans tout ce qui précède. S'il est même un écueil que nous n'avons peut-être pas su éviter, tant était impérieux notre désir de rendre saillante la pierre angulaire de notre édifice, c'est celui d'avoir trop insisté sur des détails déjà connus, dans le but de prouver l'impossibilité de classer la fièvre typhoïde en conservant les idées de l'école moderne ou les contradictions qui la battent en brèche, lorsqu'on

s'obstine à lui imposer un cadre nosologique. Il n'a **rien**
moins fallu que la nécessité de ce point culminant à établir
pour oser espérer à ce sujet l'indulgence du lecteur. Ce
serait cependant en abuser que de réclamer la même faveur
relativement aux conséquences de notre doctrine concernant
le traitement, puisque ce paragraphe de notre dernier chapitre peut être regardé comme un corollaire de notre proposition principale.

Nous avons, au surplus, déjà prouvé que le traitement
rationnel de la fièvre typhoïde (entité) est aussi contestable,
et n'a pas plus de raison d'être que celle-ci ; qu'en réalité
il ne peut et ne saurait être autre chose que celui de la fièvre entéro-mésentérique et celui du typhus consécutif.

Nous avons établi que le traitement de l'entérite folliculaire (fièvre muqueuse) offrait cette chance capitale, qu'il
pouvait non-seulement arrêter cette maladie dans son **cours**,
la faire avorter, mais encore s'opposer aux atteintes du **typhus**, qui devenait imminent si on attendait l'ulcération **des**
follicules intestinaux.

Nous avons longuement insisté sur les principales méthodes de traitement, dont on ne saurait révoquer en doute les
avantages. Nous avons, en effet, établi comment l'application de ce système pouvait agir sur le malade et conjurer
l'infection typhique ; et tout en combattant l'explication
qu'ont fournie leurs divers auteurs de ces influences thérapeutiques, nous en avons fait un argument puissant en
faveur de notre thèse qu'elles venaient corroborer.

Parmi ces systèmes de traitement, nous sommes heureux
de rappeler que nous ne saurions oublier une méthode
encore à l'étude qui, malgré les espérances bien légitimes
qu'elle a fait concevoir, n'a pas encore reçu la consécration
de l'expérience.

On comprend que nous faisons allusion aux belles recherches microscopiques qui, dans ce moment, jouissent déjà d'une faveur que l'avenir ne tardera peut-être pas à sanctionner.

En effet, bien qu'éloignés de croire à toute l'importance attribuée aux ferments, il n'en faut pas moins reconnaître, d'après certains travaux de nouvelle date, qu'ils sont le présage d'une révolution féconde, en ouvrant aux sciences médicales un horizon des plus étendus.

Nous pouvons en dire de même pour la pathologie chimique, qui peut-être renferme dans son sein le secret intime de la pathologie.

Toutes ces questions immenses et d'un intérêt si légitime, tous ces points si intimement liés à notre sujet, auraient mérité un développement en rapport avec leur gravité. Mais, outre qu'aborder *in extenso* de pareilles matières serait dépasser les bornes de notre travail et nous exposer à des efforts téméraires, il ne faut pas oublier que ce n'est que tout autant que nous pouvions espérer des documents utiles ou des jalons nécéssaires, que nous avons puisé dans maintes régions du domaine pyréthologique, notre but étant uniquement circonscrit au développement et à la viabilité d'une idée que nous croyons utile et féconde en conséquences théoriques et pratiques.

Tel est le système qu'une expérience déjà longue, dans un pays où les fièvres muqueuses et leurs dérivées sont fréquentes, impose énergiquement à nos convictions ; telles sont les conséquences auxquelles mon esprit, longtemps ballotté par la perplexité du doute, par le supplice des opinions variées et souvent contradictoires, est venu demander refuge.

J'avais cherché en vain, depuis longues années, dans les

écrits spéciaux s'imposant par le prestige et l'autorité des maîtres, une base pour asseoir ma conscience médicale.

En vain, pour former un corps tangible à mon intelligence, je m'efforçais de réunir les membres épars de ce fantôme bizarre qu'on appelait la fièvre typhoïde. Il s'évanouissait, échappant à ma conception en travail, et ne laissait après lui que préjugés, incertitudes, recherches infructueuses.

En professant une doctrine différente, serai-je plus heureux ? serai-je, enfin, dans le vrai ?

Il est parmi les gens qui s'appliquent aux sciences exactes, une sorte de jouissance dont la solution heureuse d'un problème géométrique peut donner l'idée. Cette volupté intellectuelle, qui a ses charmes, provient d'une satisfaction toute morale de l'esprit ; il sent qu'il est dans le domaine de la vérité : ευφηκα, disaient les philosophes grecs.

Si nous n'étions pas forcés d'être juge dans notre propre cause ; si, par conséquent, nous n'étions pas exposé à nous faire illusion sur tout ce qui peut flatter nos désirs ; si un problème médical n'était pas de ceux dont la solution n'est jamais complète, nous dirions, nous aussi, que nous sommes dans ce domaine ; car nous sentons cette conviction intime qui constitue ou impose la foi dans les sciences, et vers laquelle convergent ici, comme des rayons vers leur centre, tous les faits et tous les systèmes, ceux-là même qui, à première vue, semblaient le plus s'en éloigner. Mieux étudiés et plus mûrement interprétés, ces systèmes divers, au contraire, nous apportons un contingent de forces et d'arguments qui nous rassurent et nous protégent.

ERRATA.

Page 7, ligne 25, au lieu de : *C'était-il, en effet ?* lisez : *L'était-il, en effet ?*
Page 54, ligne 16, au lieu de : *Plastimétrie*, lisez : *Plessimétrie*.
Page 63, ligne 19, au lieu de : *Ce n'est pas tout de cette disparition des solides*, lisez : *Ce n'est pas tout de cette disposition des solides*.

TOULOUSE, IMPRIMERIE PRADEL ET BLANC,

RUE DES GESTES, 6.

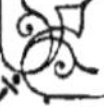

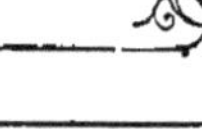

9 782329 750200